国医大师

熊继柏手书

中医入门必读小经典

第二辑

《汤头歌诀》

（清）汪昂 著

湖南科学技术出版社

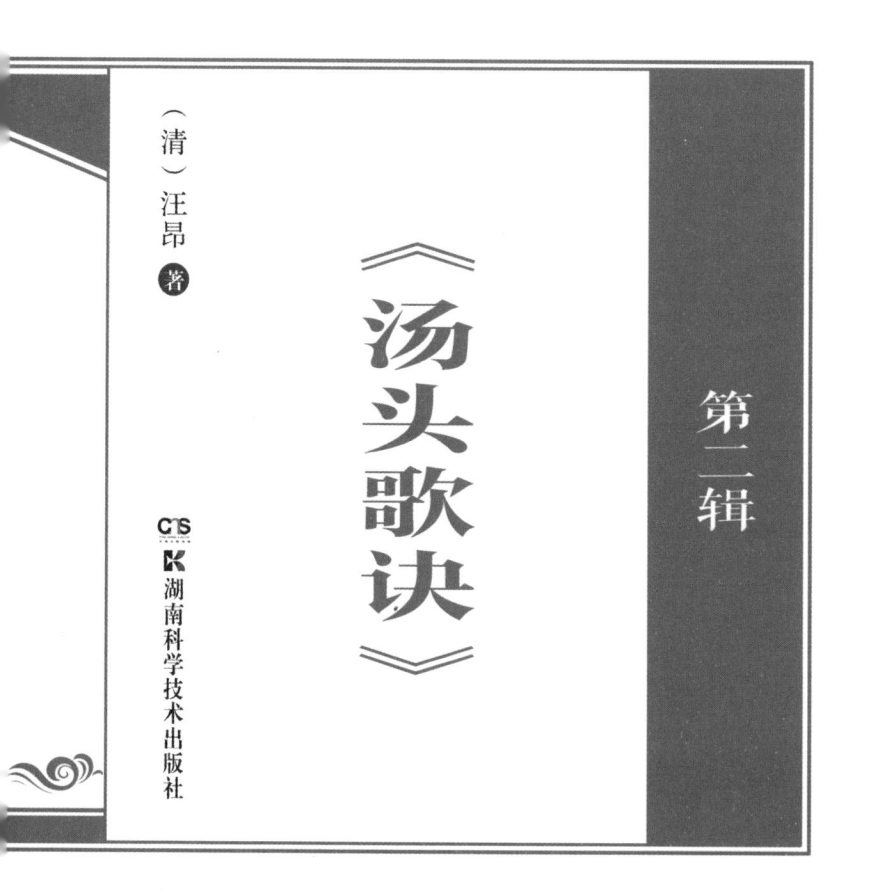

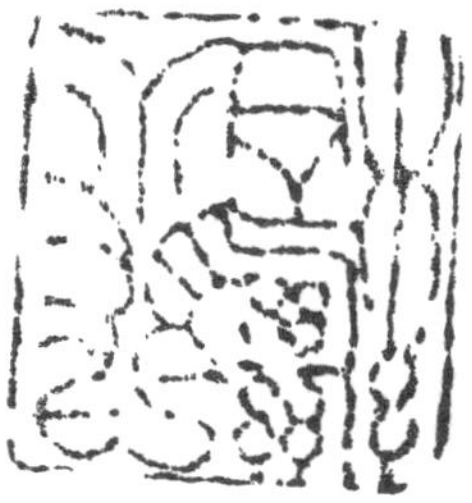

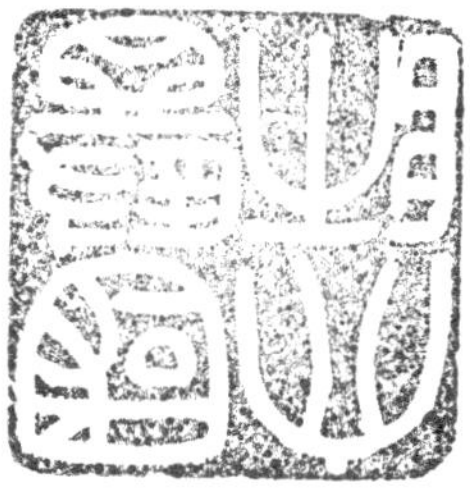

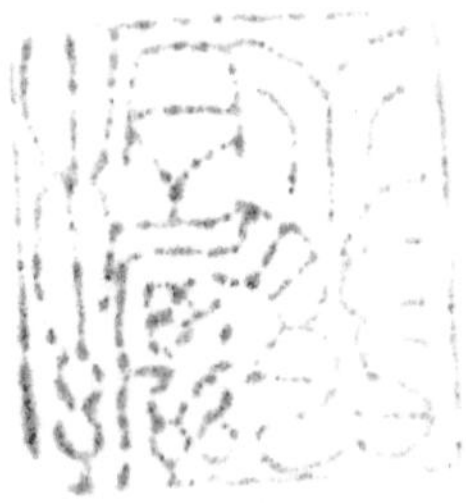

国医大师

熊继柏简介

熊继柏　一九四二年出生，湖南省石门县人。国医大师，湖南中医药大学教授、主任医师、博士生导师，湖南中医药大学第一附属医院学术顾问、终身教授，湖南省保健委员会医疗保健核心专家，中华中医药学会内经学分会顾问，香港浸会大学荣誉教授，上海中医药大学名誉教授。

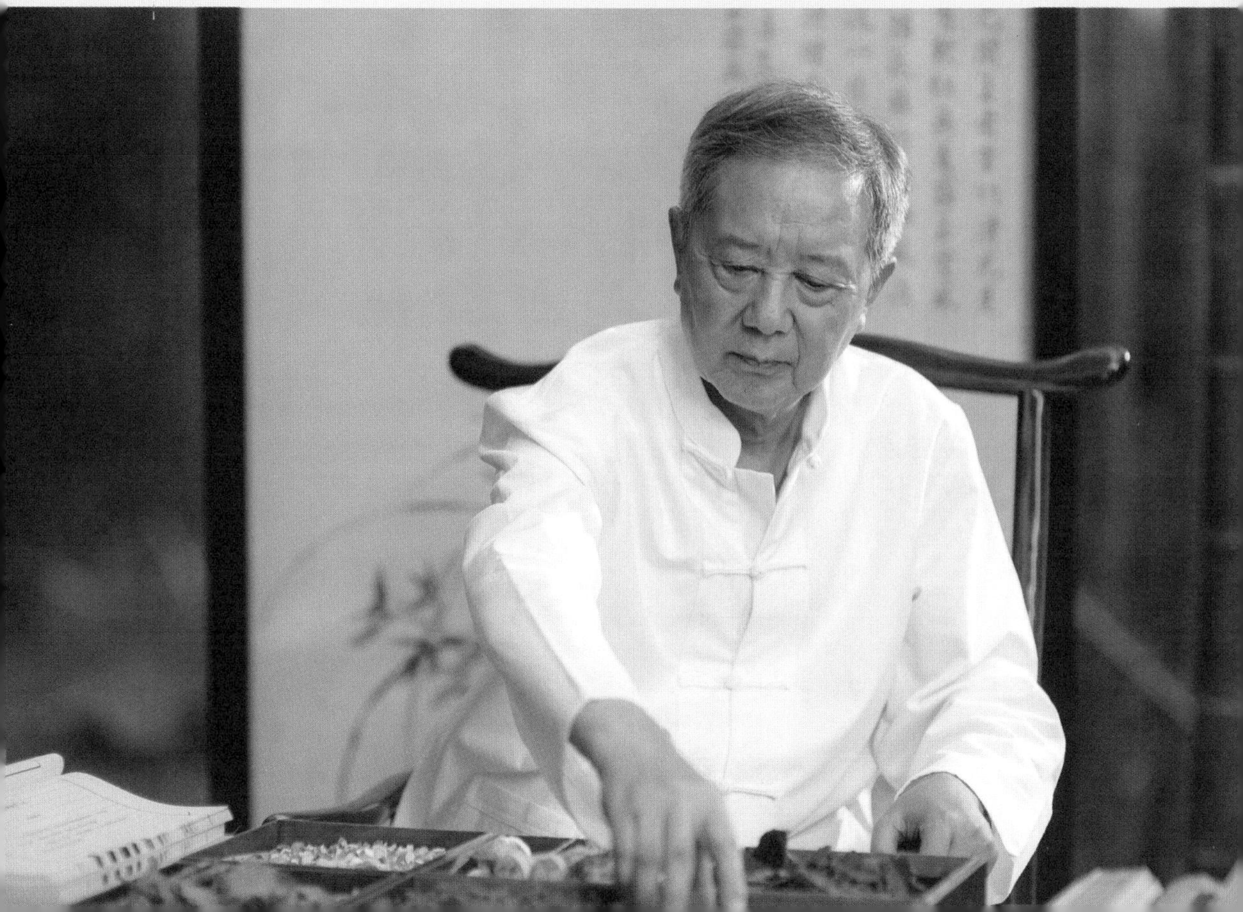

前　言

古之中医传承，必先读五部启蒙之书，即《雷公炮制药性赋》《药性歌括四百味》《汤头歌诀》《医学三字经》《濒湖脉学》，此五部书被誉为中医学入门的小经典。

《雷公炮制药性赋》为金元医家李东垣、明代医家李士材所著，书中对常用中药按药性分寒、热、温、平四类，阐述药物的主要作用，概括精炼，押韵成赋，为中医药学子们入门习诵的必读之书。

《药性歌括四百味》是明代医家龚廷贤所著，此书以四言韵语文体，介绍了四百味常用中药的性味、功能及主治，内容简要，便于记诵。

《汤头歌诀》是清代医家汪昂所著，书中选录中医常用方剂 300 余首，分为补益、发表、攻里、和解等 20 类，以七言歌诀形式加以归纳、概括，是一部流传甚广、非常普及的方剂学著作。

《医学三字经》是清代医家陈修园所著，全书以三言歌诀写成，简述医学源流、内科常见病及妇科、儿科病的主要病机、诊断和治疗，言简意赅、通俗易懂，为中医临床必读的启蒙书。

《濒湖脉学》是明代医家李时珍所著，书中阐述了 27 种脉象的脉形特点及所主病症，以七言诗句写成“体状诗”，便于记诵，是中医脉学最为突出的重要著作。

《抱朴子》云：“欲致其高，必丰其基；欲茂其末，必深其根”。中医药学博大精深，学者必须打牢坚实的理论基础，循序渐进，方能学以致用；中医药学更是中国古代文化的结晶，学者应当具备一定的文化素养，文医通贯，方能领悟至深。本人不揣固陋，不遗余力，近将此五部中医入门的必读之书，用毛笔手书成册，一者引导中医学子们熟读此书，以夯实理论基础；二者以此启发大家练习书法，以提升文化素养。深意所在，望共察之。

此书承蒙湖南科学技术出版社热情为之出版，深表谢意。

熊继柏（时年79岁）

2020年10月1日

目　录

汤头歌诀

清·汪昂 著

熊继柏 二〇二〇年 三月书写

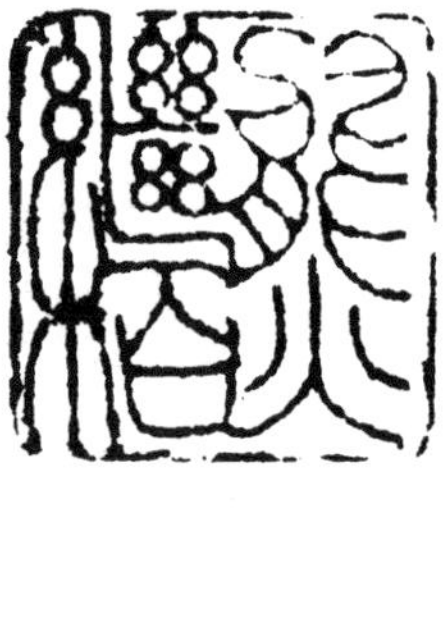

补益之剂

一 四君子汤「和剂局方」

四君子汤中和义，参术茯苓甘草比

益以夏陈名六君
祛痰补气阳虚饵
除却半夏名异功
或加香砂胃寒使

二、升阳益胃汤（李东垣）

升阳益胃参术芪
黄连半夏草陈皮
苓泻防风羌独活

柴胡白芍枣姜随

三 黄芪鳖甲散（罗谦甫）

黄芪鳖甲地骨皮
艽菀参苓柴半桂

地黄知母天冬节
甘桔桑皮劳热宜

四 秦艽鳖甲散（罗谦甫）

秦艽鳖甲治风劳

地骨柴胡及青蒿，
当归知母乌梅合，
止嗽除蒸敛汗高。

五 秦艽扶羸汤（直指方）

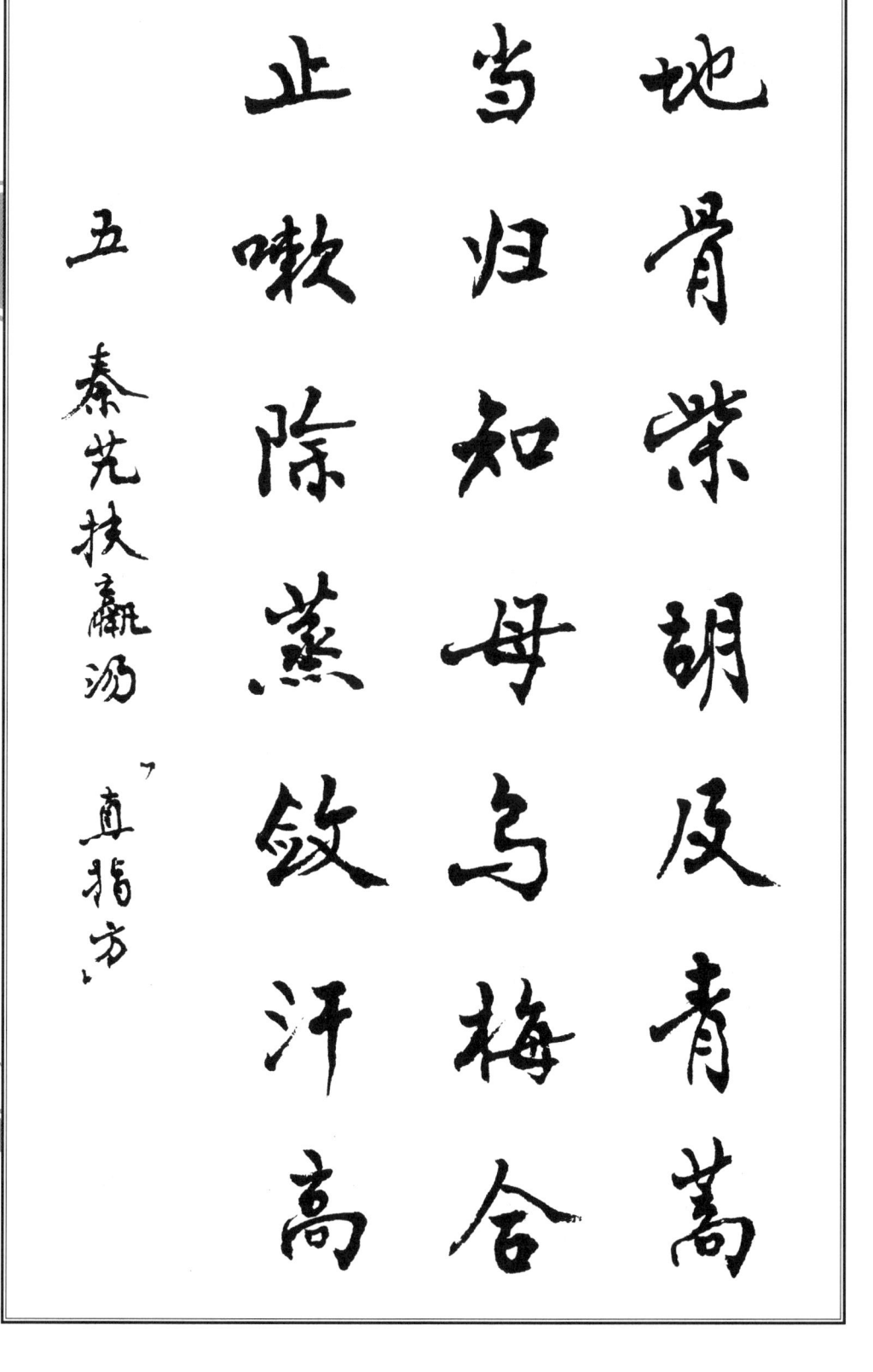

秦艽扶羸鳖甲柴
地骨当归紫菀偕
半夏人参兼炙草
肺劳蒸嗽服之谐

六、紫菀汤（王海藏）

紫菀汤中知贝母，
参苓五味阿胶偶，
再加甘桔治肺伤，

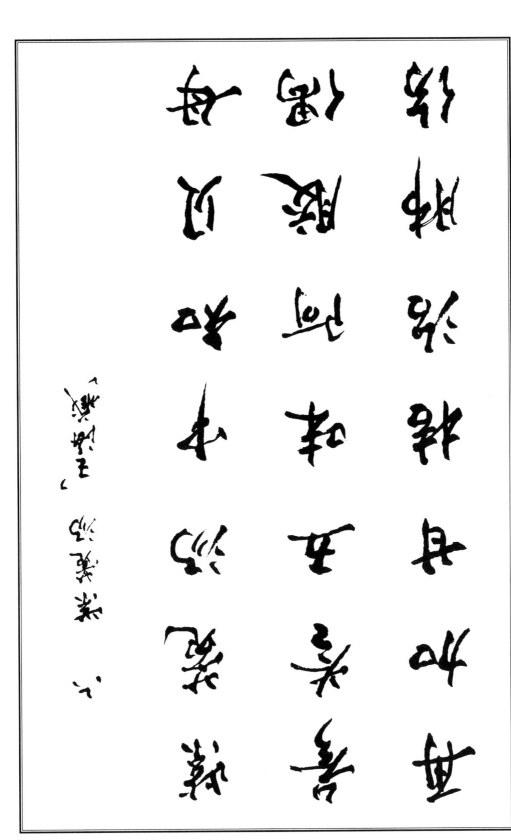

咳血吐痰劳热久

七 百合固金汤「赵蕺庵」

百合固金二地黄

玄参贝母桔甘藏

麦冬芍药当归配
喘咳痰血肺家伤

八 补肺阿胶散「钱乙」

补肺阿胶马兜铃

鼠粘甘草杏糯停
肺虚火盛人当服
顺气生津嗽哽宁

九 小建中汤「张仲景」

小建中汤芍药多
桂姜甘草大枣和
更加饴糖补中藏
虚劳腹冷服之瘥

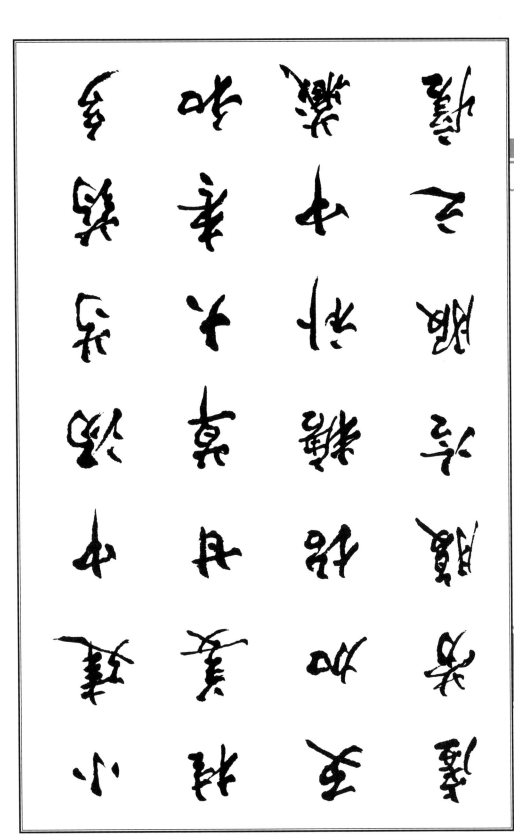

增入黄芪亦名尔
表虚身痛效无过
又有建中十四味
阴斑劳损起沉疴

十全大补加附子
麦夏苁蓉仔细哦

十 益气聪明汤（李东垣）

益气聪明汤蔓荆

升葛参芪黄柏并
再加芍药炙甘草
耳聋目障服之清

发表之剂

一 麻黄汤 「张仲景」

麻黄汤中用桂枝
杏仁甘草四般施
发热恶寒头项痛

伤寒服此汗淋漓

二 桂枝汤（张仲景）

桂枝汤治太阳风

芍药甘草姜枣同

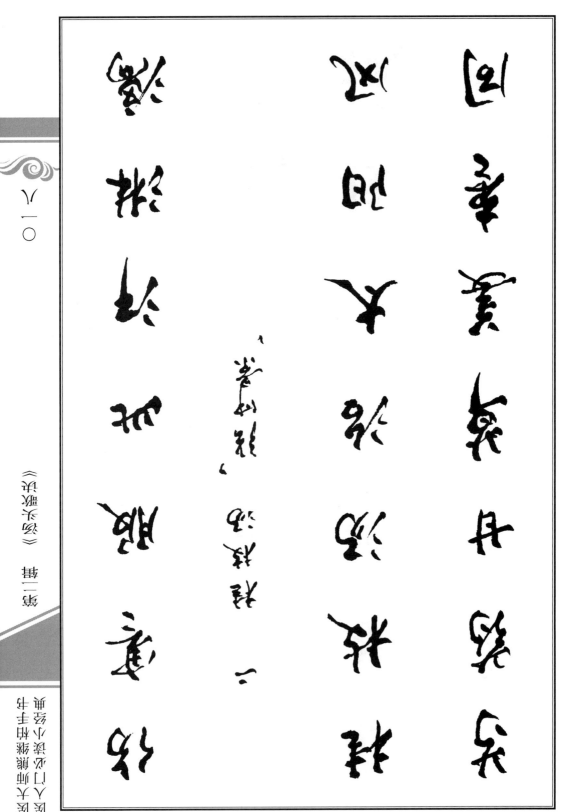

麻桂相合名各半，
太阳如疟此为功。

三 大青龙汤（张仲景）

大青龙汤桂麻黄，

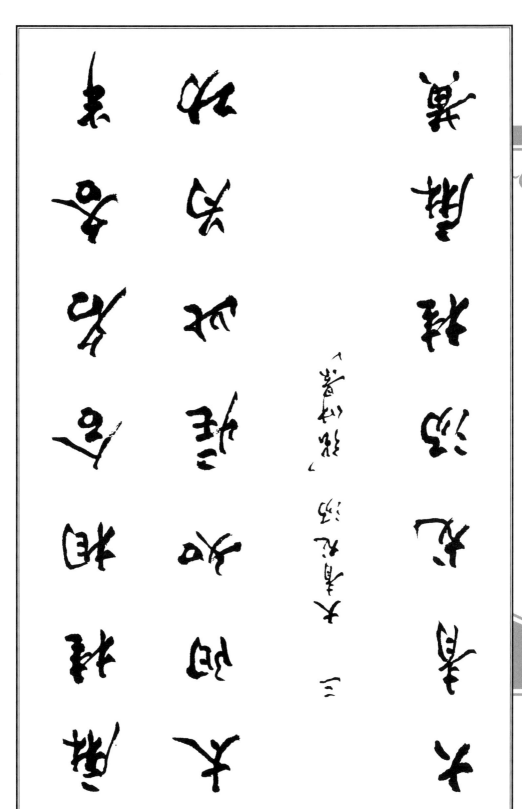

杏草石膏姜枣藏
太阳无汗兼烦躁
风寒两解此为良

四 小青龙汤 「张仲景」

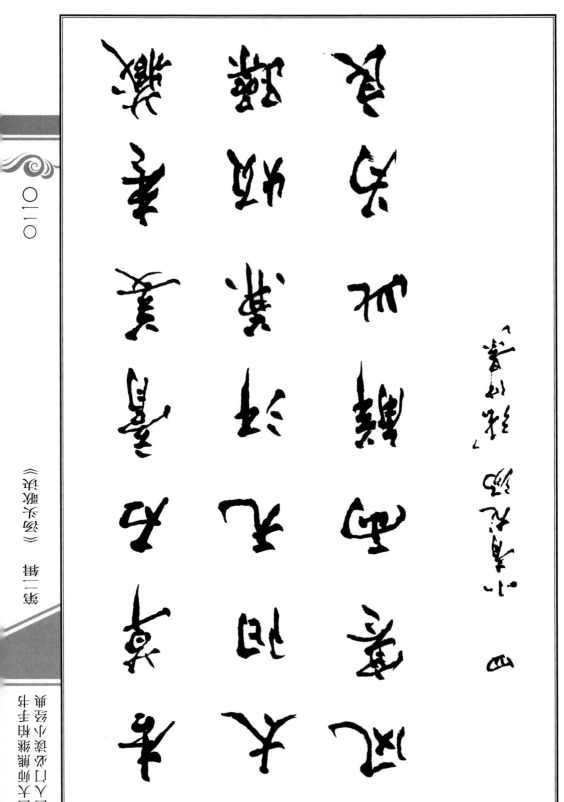

小青龙汤治水气
喘咳呕哕渴利慰
姜桂麻黄芍药甘
细辛半夏兼五味

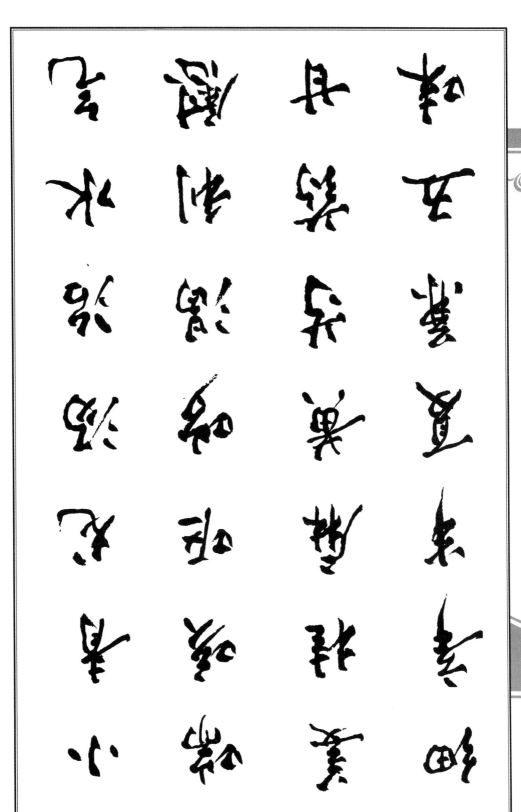

五 葛根汤（张仲景）

葛根汤中麻黄襄
二味加入桂枝汤
轻可去实因无汗

有汗加葛无麻黄

六、升麻葛根汤（钱乙）

升麻葛根汤钱氏
再加芍药甘草是

阳明发热与头疼
无汗恶寒均堪施
亦治时疫与阳斑
痘疹已出慎勿使

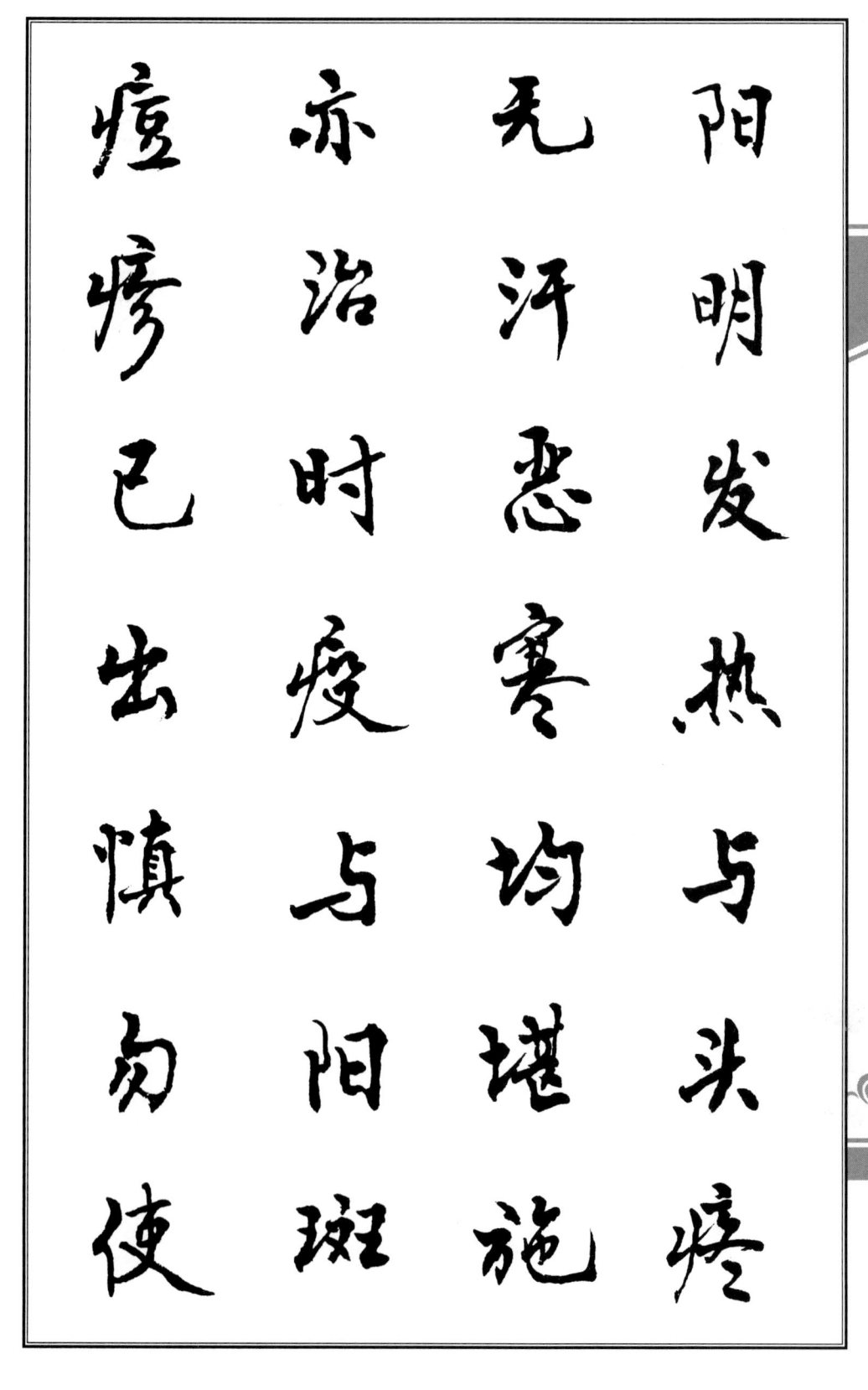

七 九味羌活汤 「张元素」

九味羌活用防风
细辛苍芷与川芎
黄芩生地同甘草

三阳解表益姜葱
阴虚气弱人禁用
加减临时在变通

八、神术散（和剂局方）

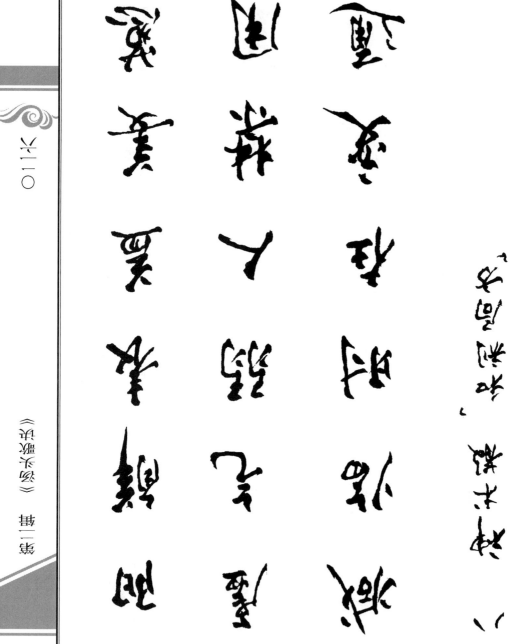

神术散用甘草苍
细辛藁本芎芷羌
各走一经祛风湿
风寒泄泻总堪尝

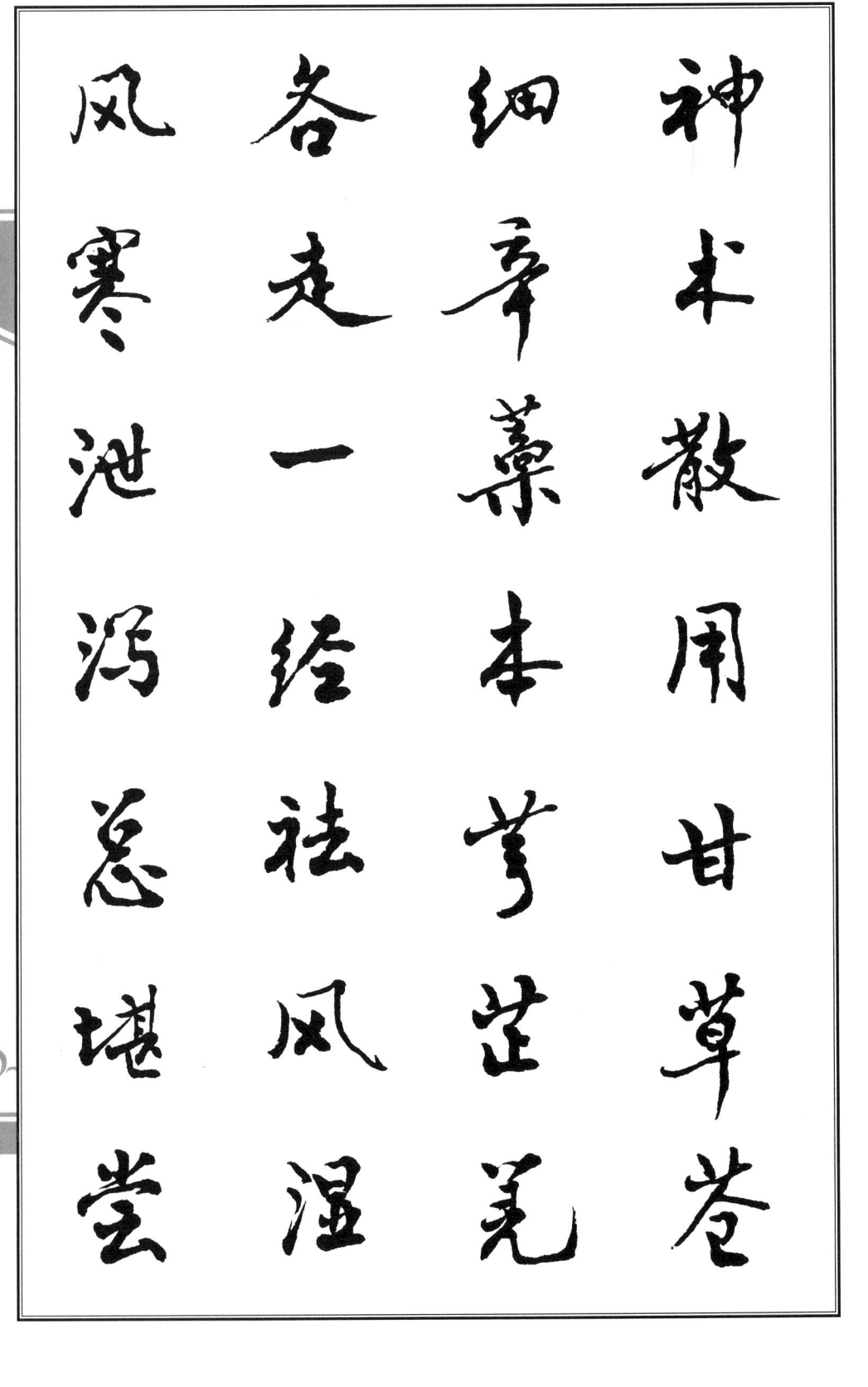

太无神术即平胃
加入菖蒲与藿香
海藏神术苍防草
太阳无汗代麻黄

若以白术易苍术
太阳有汗此为良

九 麻黄附子细辛汤 「张仲景」

麻黄附子细辛汤

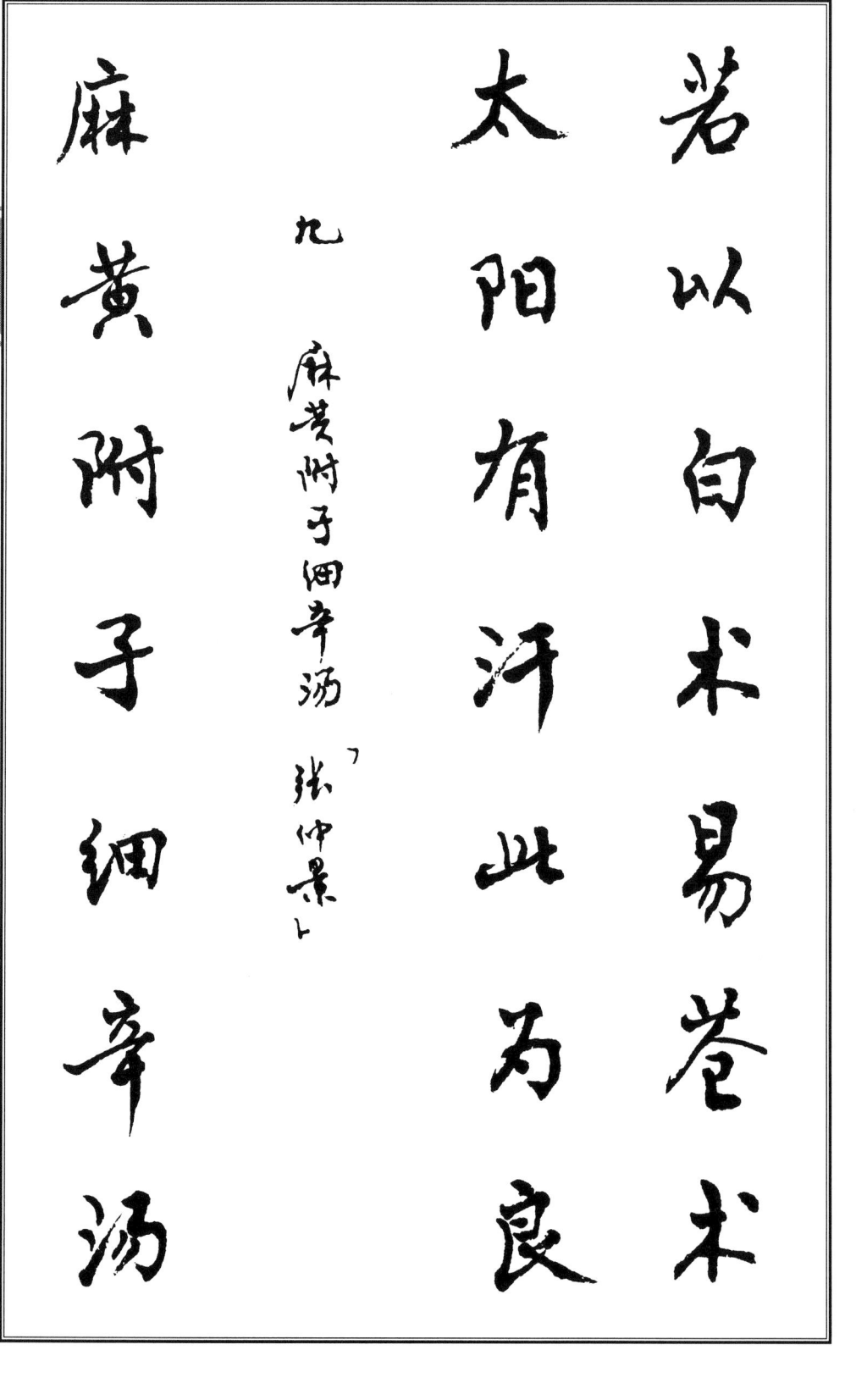

发表温经两法彰
若非表里相兼治
少阴反热曷能康

十、人参败毒散（朱肱）

人参败毒茯苓草
枳桔柴前羌独芎
薄荷少许姜三片
时行感冒有奇功

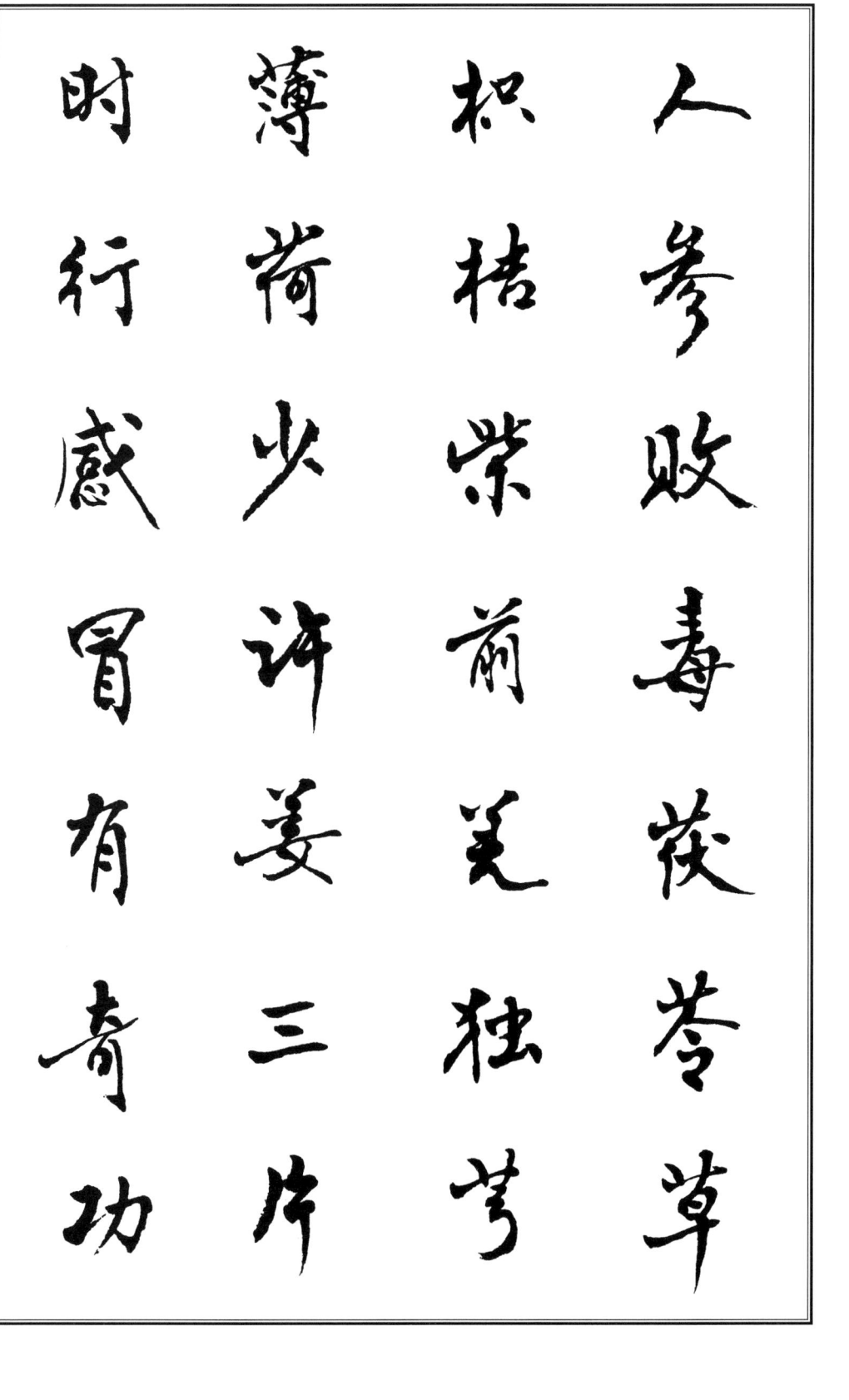

去参名为败毒散

加入消风治亦同

十一 再造散（陶节庵）

再造散用参芪甘

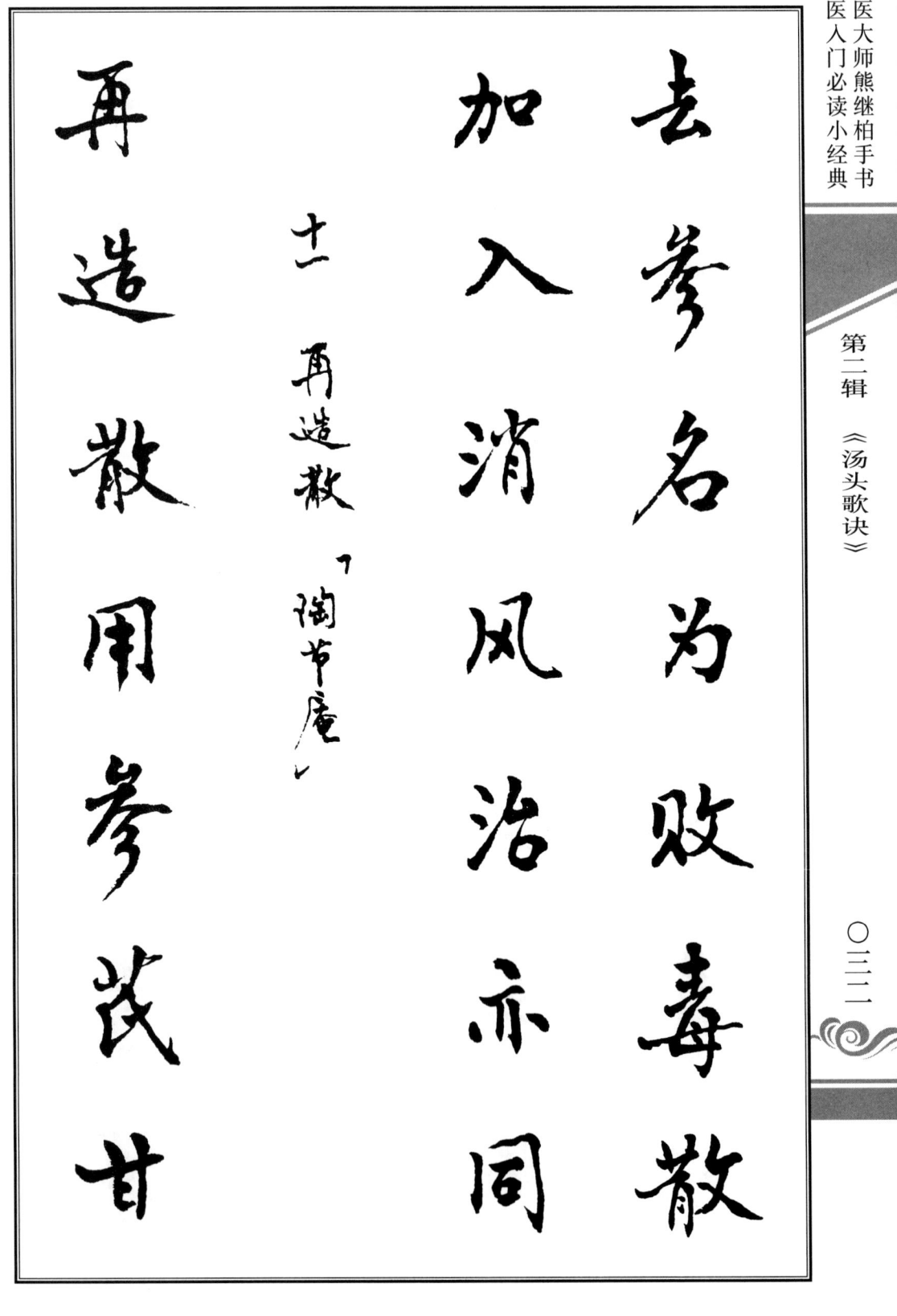

桂附羌防芎芍煎，
细辛煨姜与大枣。
阳虚无汗法当谙。

十二 麻黄人参芍药汤（李东垣）

麻黄人参芍药汤
桂枝五味麦冬襄
归芪甘草汗兼补
虚人外感服之康

十三 神白散 「朱端章」

神白散用白芷甘
姜葱淡豉共相参
肘后單煎葱白豉

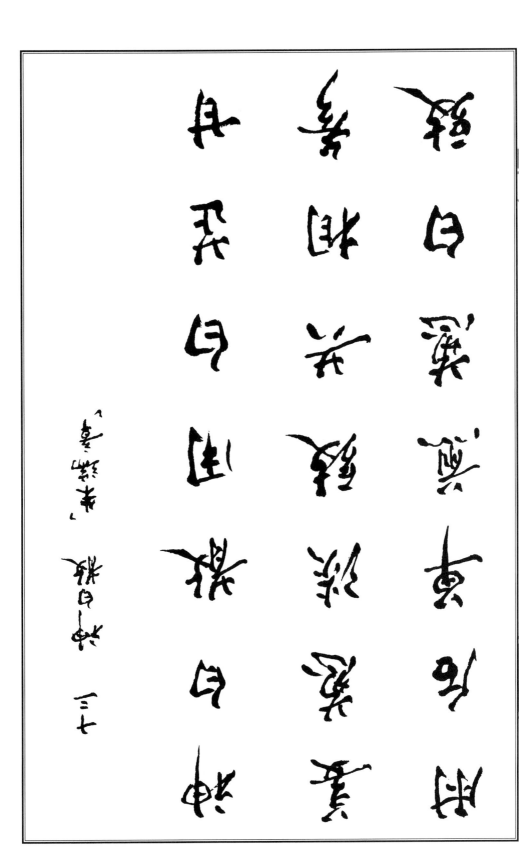

两方均能散风寒

十四 十神汤（《和剂局方》）

十神汤里葛升麻
陈草芎苏白芷加

麻黄赤芍兼香附
时疫感冒效堪夸

攻里之剂

一 大承气汤（张仲景）

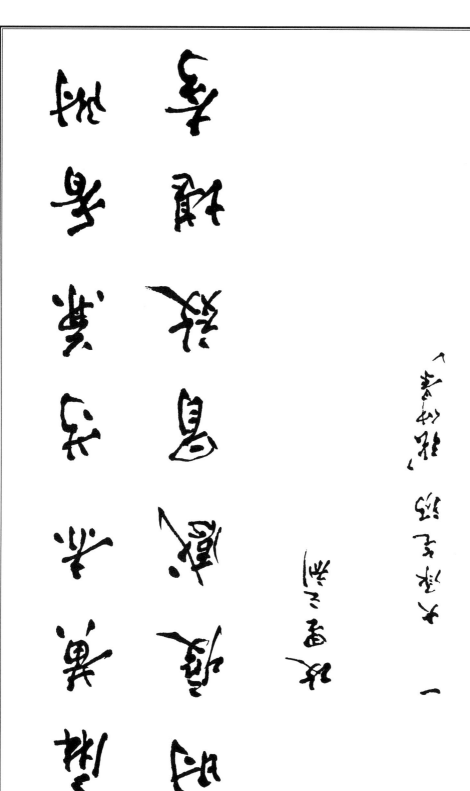

大承气汤用芒硝
枳实厚朴大黄饶
救阴泻热功偏擅
急下阳明有数条

二 小承气汤（张仲景）

小承气汤朴硝黄
谵狂痞硬上焦强
益以羌活名三化
中风闭实可消详

三 调胃承气汤「张仲景」

调胃承气硝黄草
甘缓微和将胃保
不用朴枳伤上焦

中焦燥实服之好

四 木香槟榔丸「张子和」

木香槟榔青陈皮

枳柏菜连棱术随

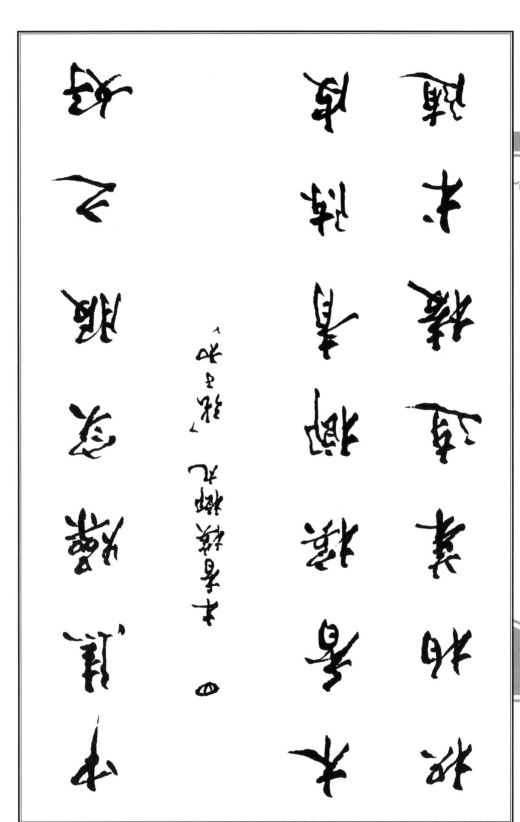

大黄黑丑兼香附
芒硝水丸量服之
一切实积能推荡
泻痢食疟用咸宜

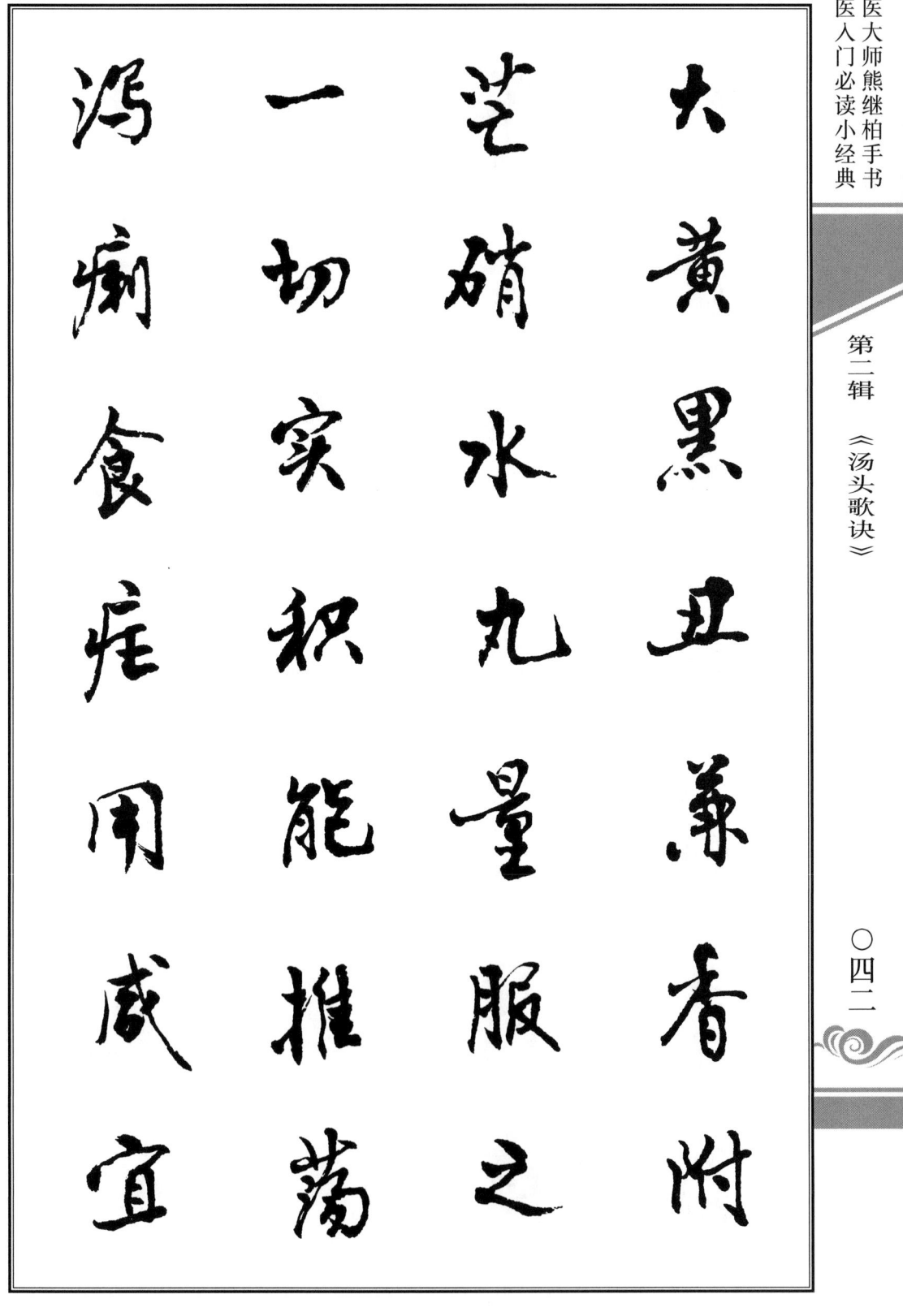

五 枳实导滞丸（李东垣）

枳实导滞首大黄
芩连曲术茯苓襄
泽泻蒸饼糊丸服

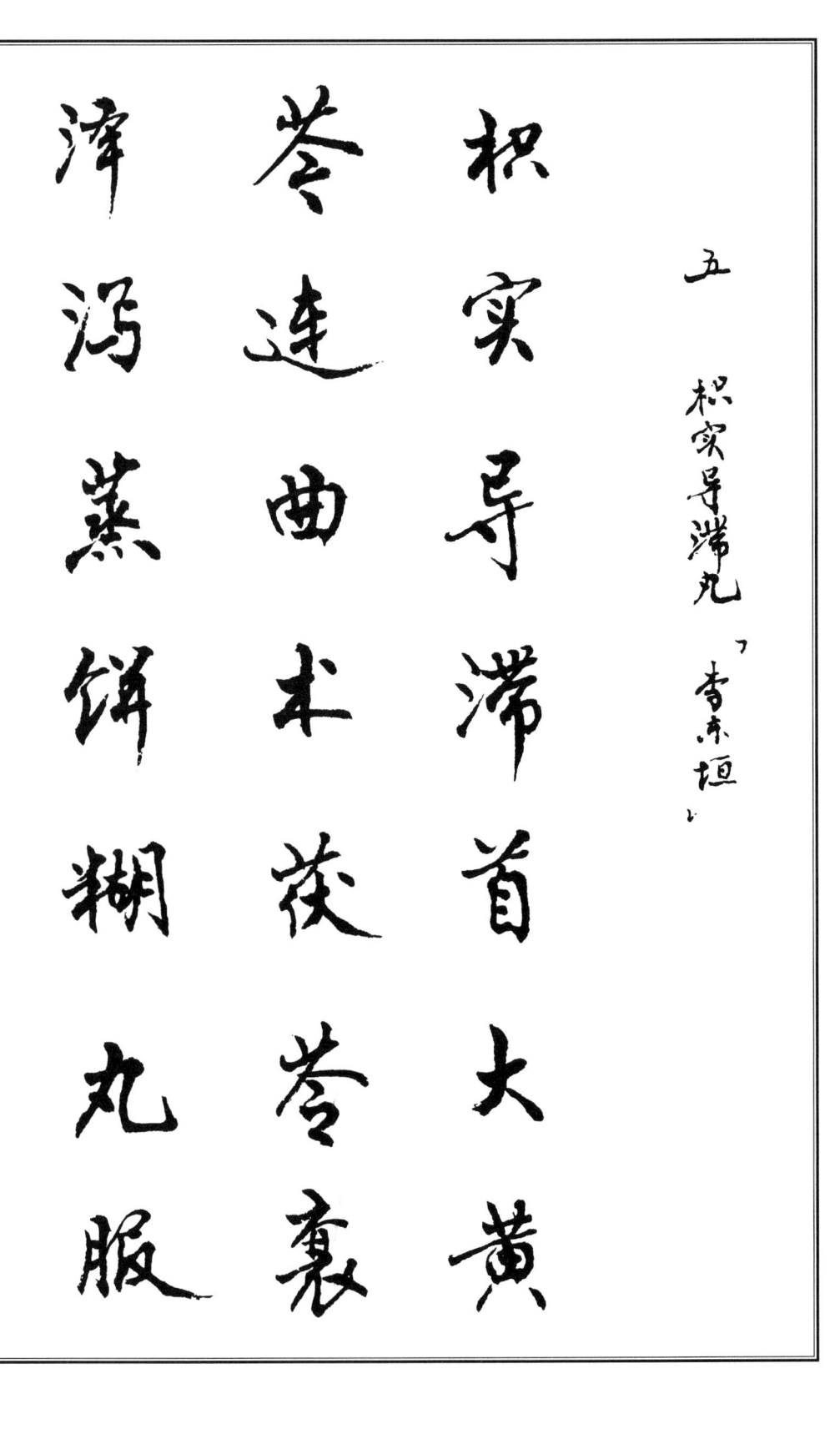

湿热积滞力能攘
若还后重兼气滞
木香导滞加槟榔

六、温脾汤（孙思邈）

温脾参附与干姜
甘草当归硝大黄
寒热并行治寒积
脐腹绞结痛非常

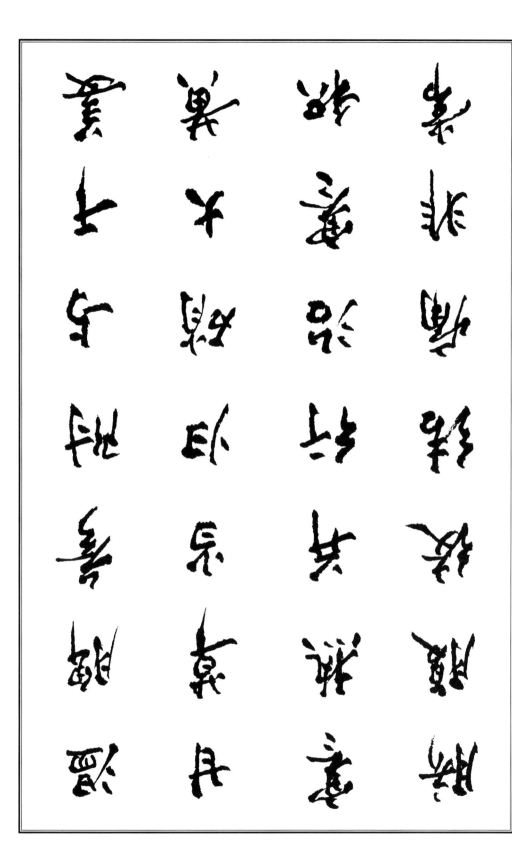

七 蜜煎导法「张仲景」

蜜煎导法通大便，或将猪胆灌肛中，不欲苦寒伤胃腑

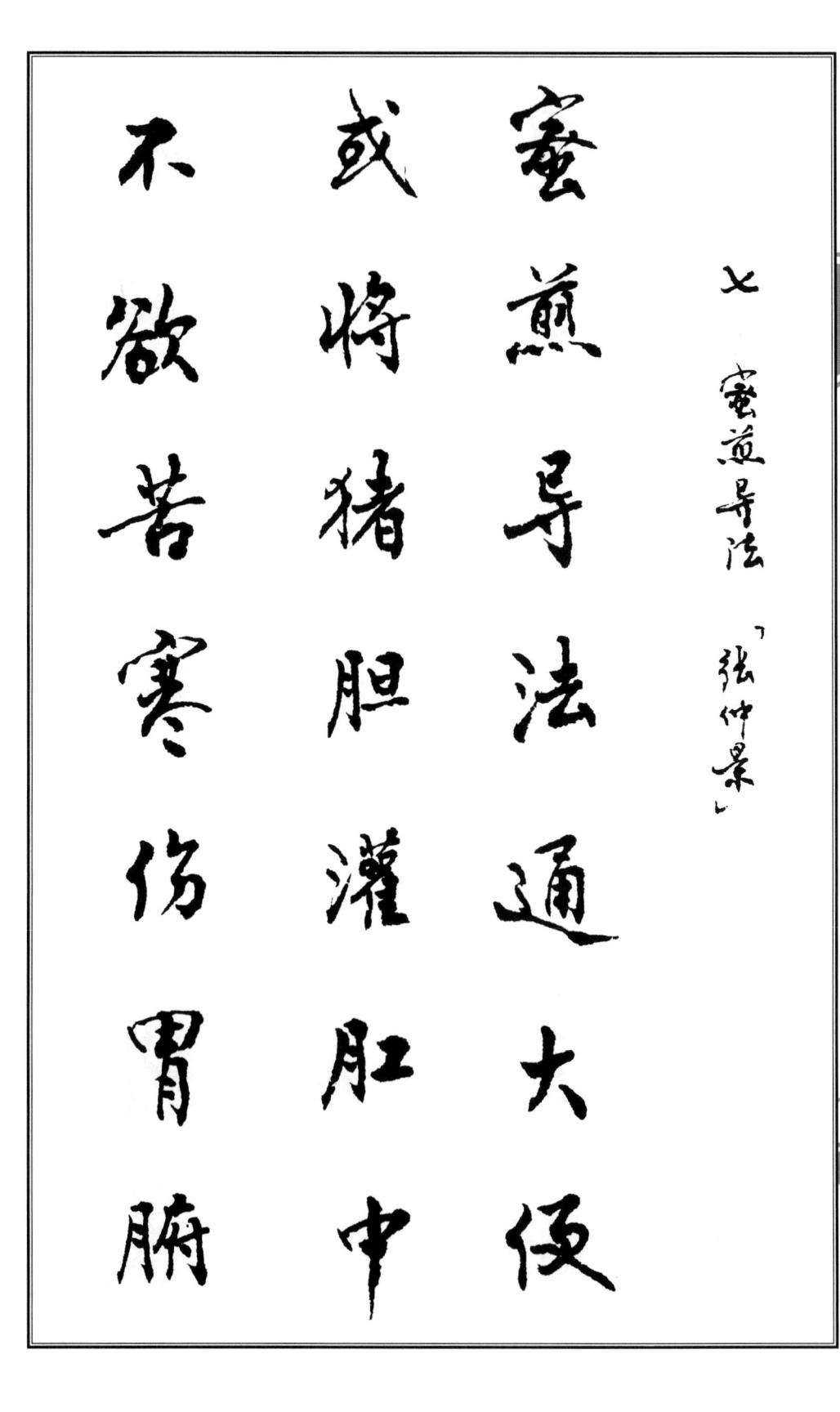

阳明无热勿轻攻

涌吐之剂

一 瓜蒂散（张仲景）

瓜蒂散中赤小豆

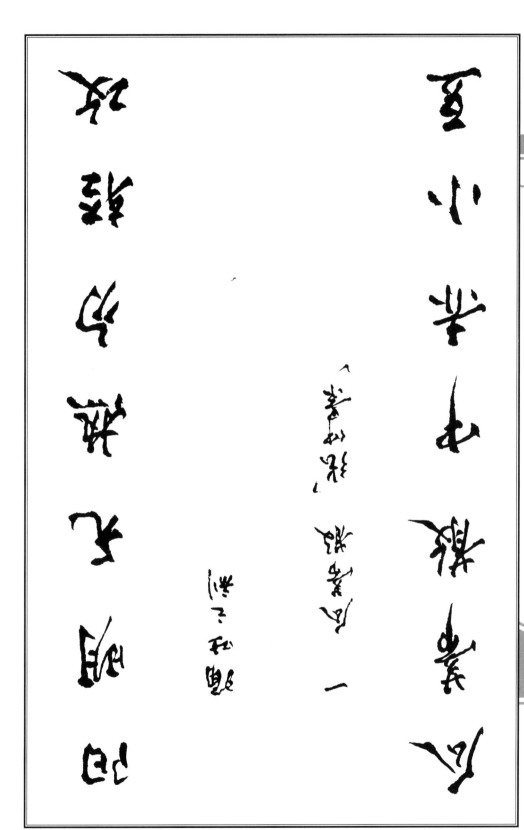

或入黎芦郁金凑
此吐实热与风痰
虚者参芦一味均
若吐虚烦栀豉汤

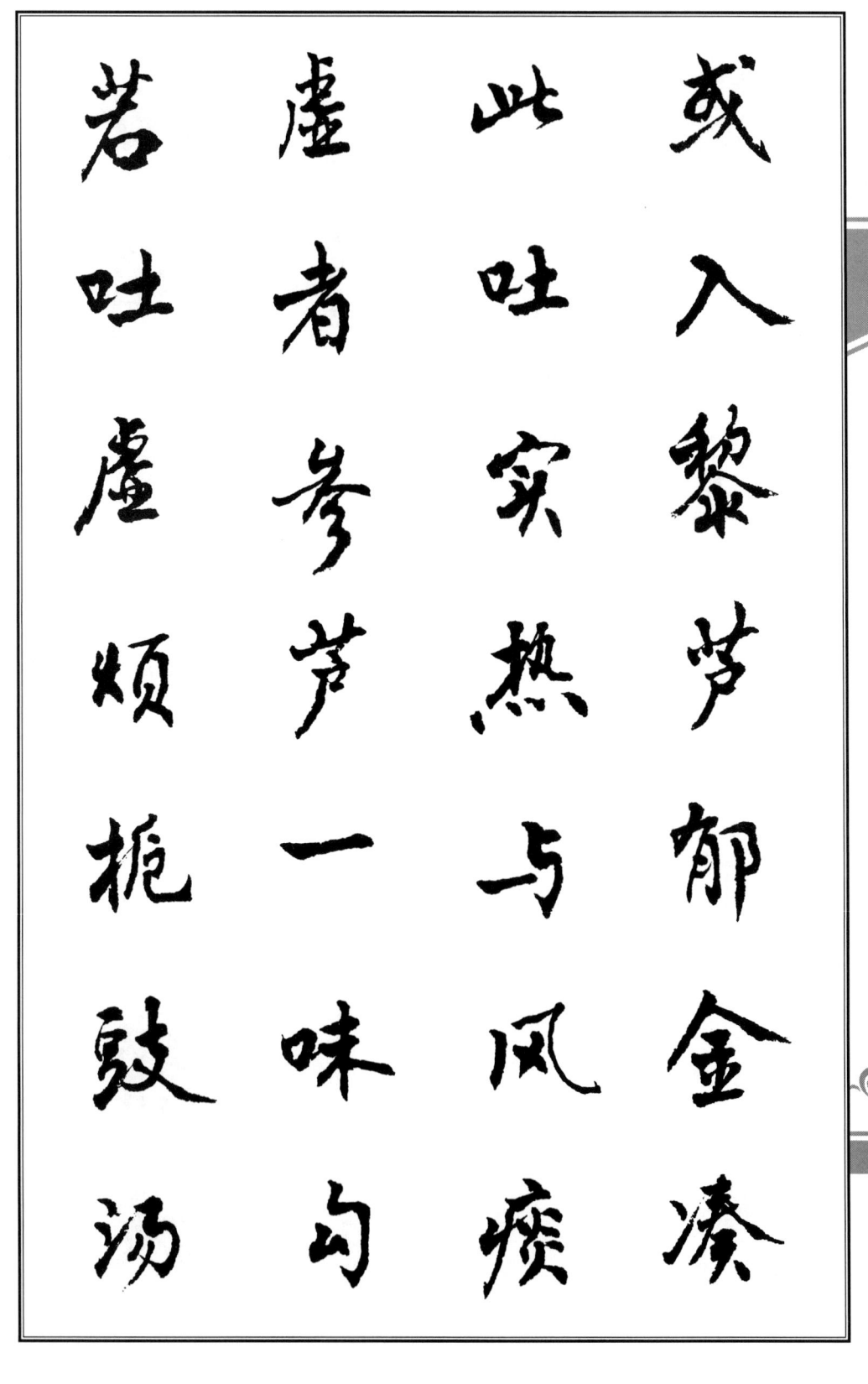

剧痨乌附尖方透
古人尚有烧盐方
一切积滞功能奏

二 稀涎散（严用和）

稀涎皂角白矾班
或益藜芦微吐间
风中痰涌人眩仆
当先服此通其关

通关散用细辛皂
吹鼻得嚏保生还

和解之剂

一　小柴胡汤（张仲景）

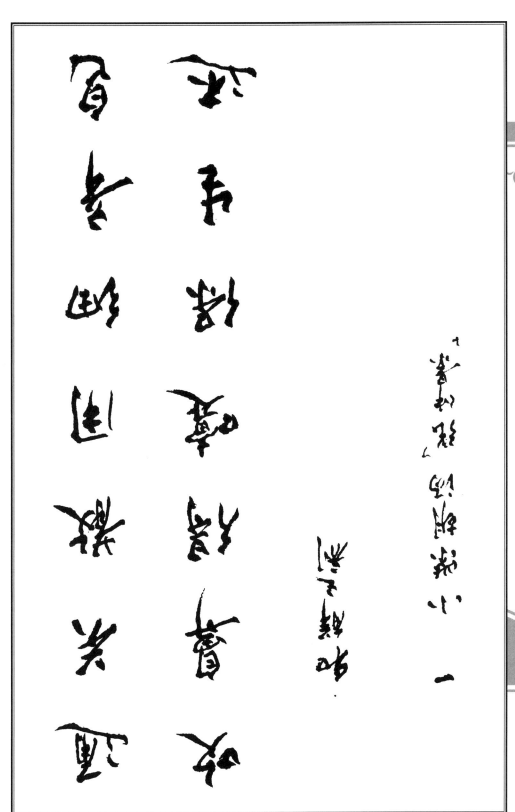

小柴胡汤和解供
半夏人参甘草从
更用黄芩加姜枣
少阳百病此方宗

二 四逆散「张仲景」

四逆散里用柴胡，
芍药枳实甘草须。
此是阳邪成厥逆，

敛阴泄热平剂扶

三、黄连汤（张仲景）

黄连汤里用干姜

半夏人参甘草藏

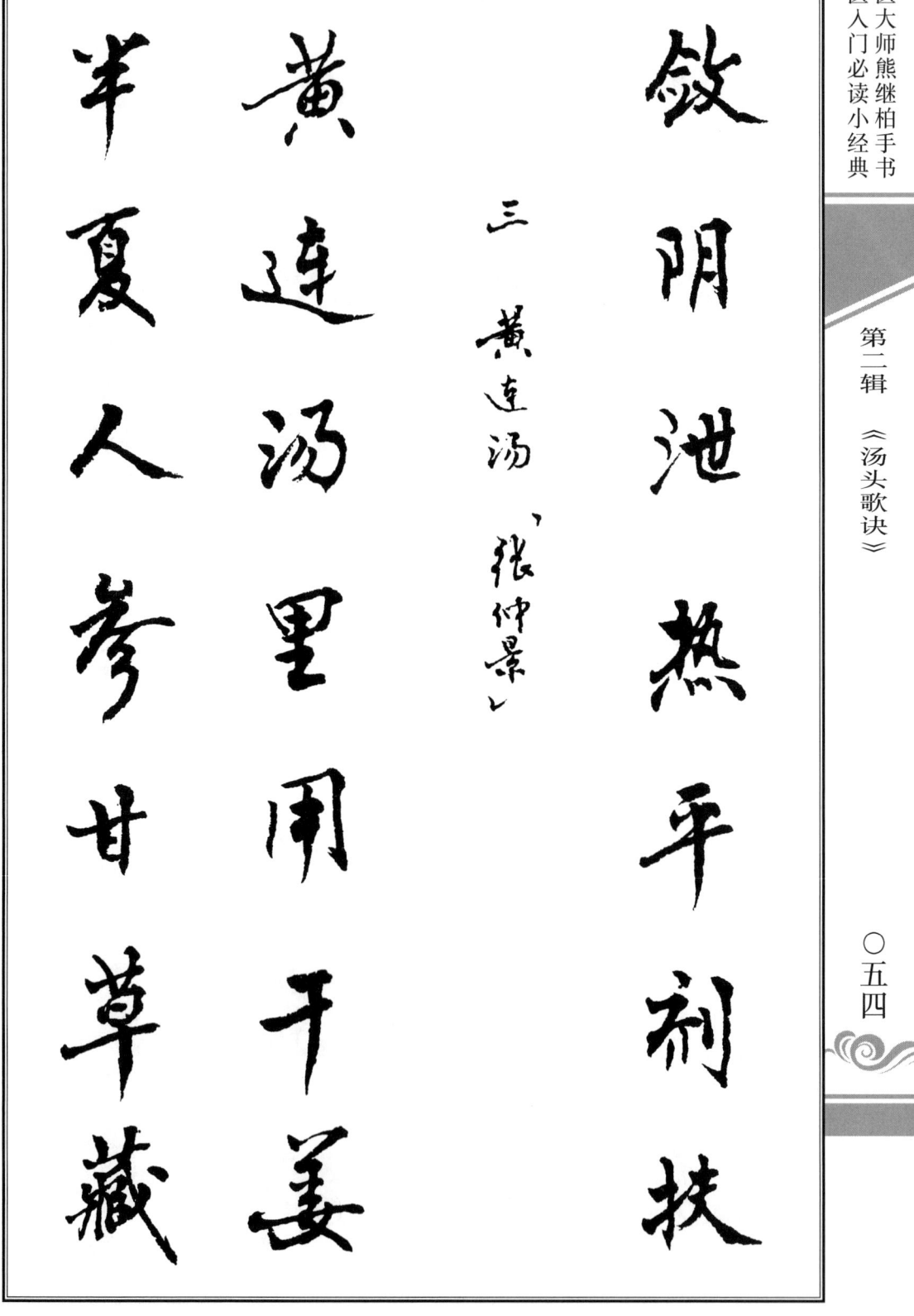

更用桂枝兼大枣
寒热平调呕痛忘

四 黄芩汤 「张仲景」

黄芩汤用甘芍并

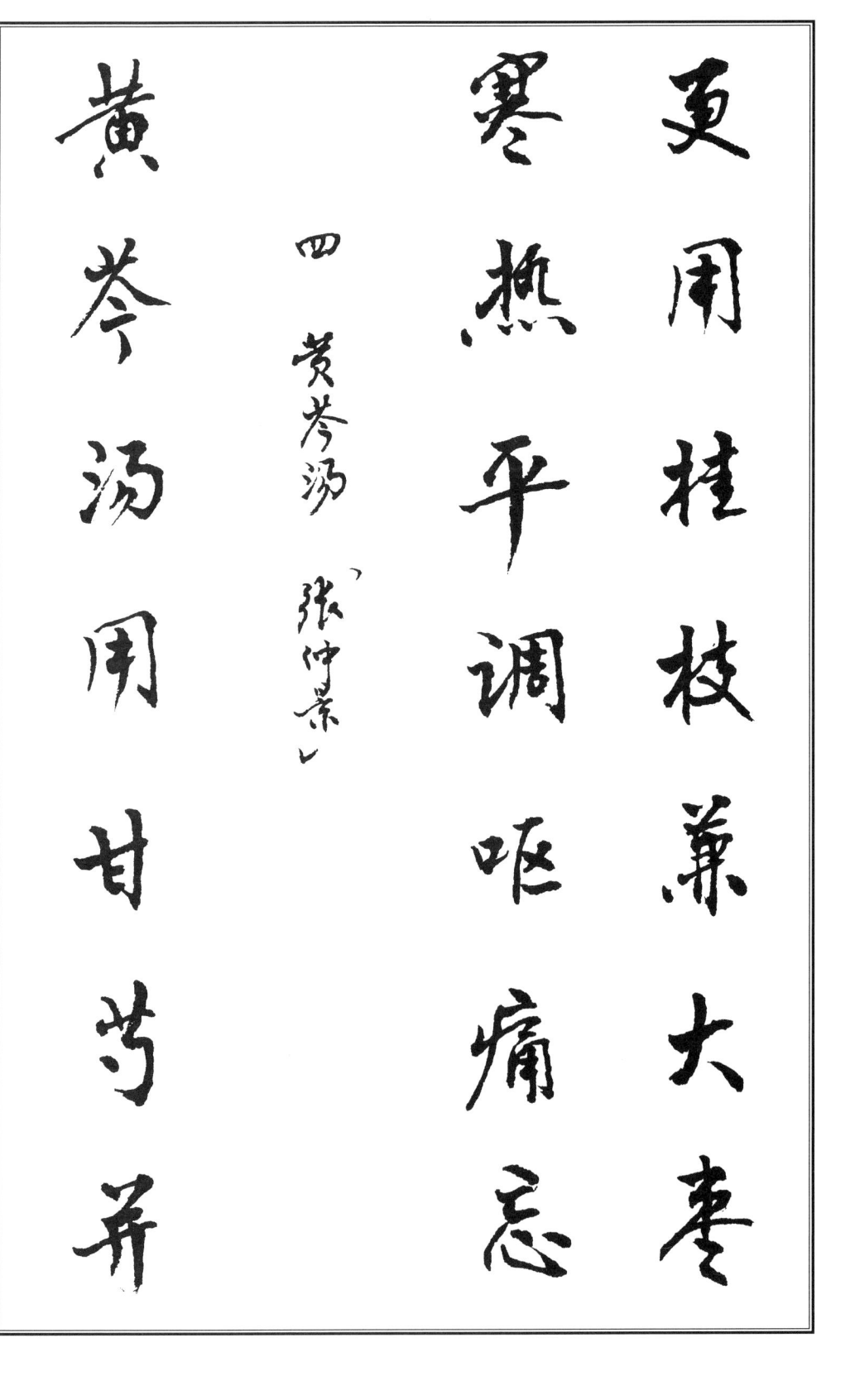

二阳合利枣加烹
此方遂为治痢祖
后人加味或更名
再加生姜与半夏

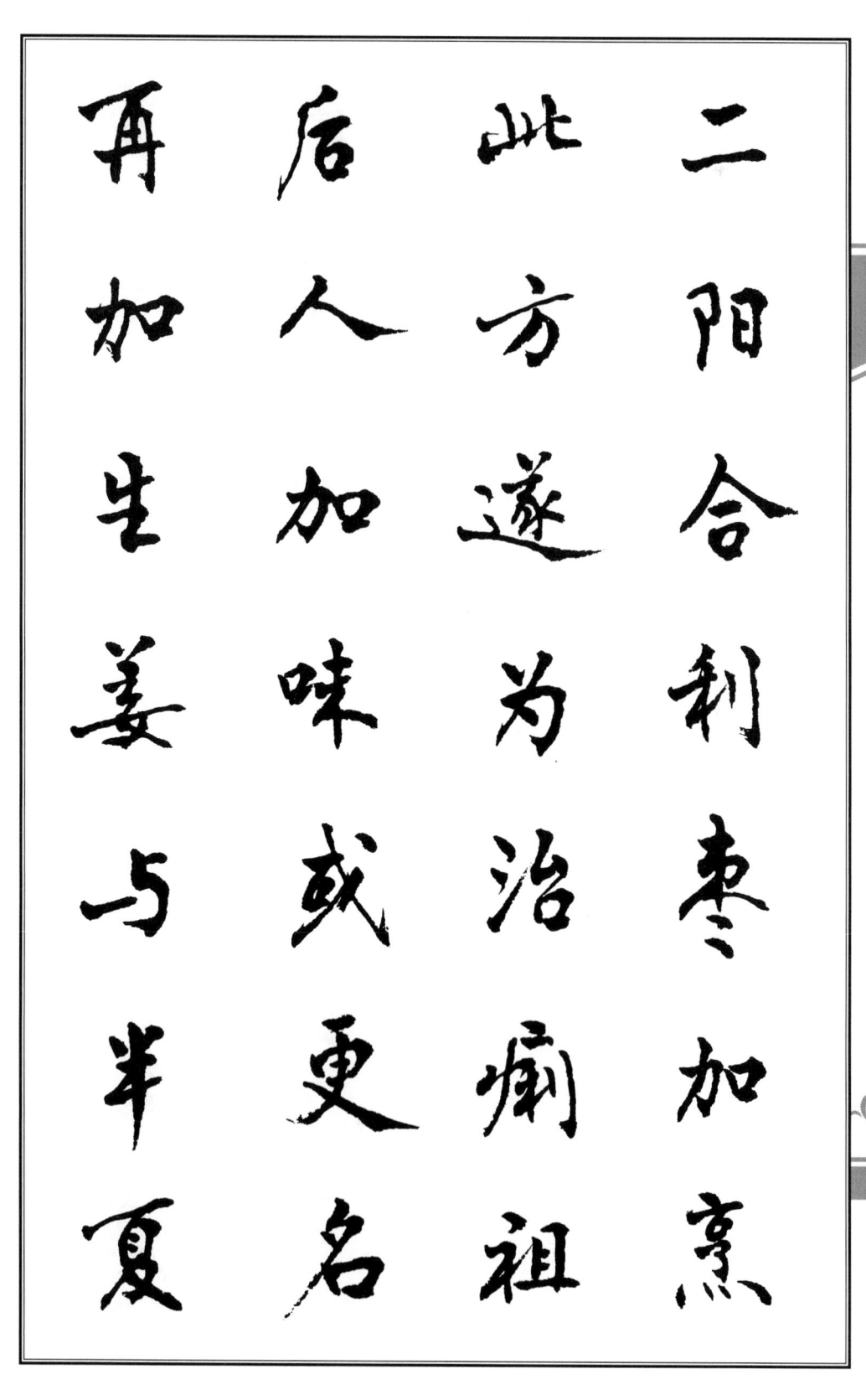

前症兼呕此能平
单用芍药与甘草
散逆止痛能和营

五 逍遥散「和剂局方」

逍遥散用当归芍
柴苓术草加姜薄
散郁除蒸功最奇
调经八味丹栀着

六、藿香正气散「和剂局方」

藿香正气大腹苏
甘桔陈苓术朴俱
夏曲白芷加姜枣

感伤岚瘴并能驱

七 六和汤「和剂局方」

六和藿朴杏砂呈
半夏木瓜赤茯苓

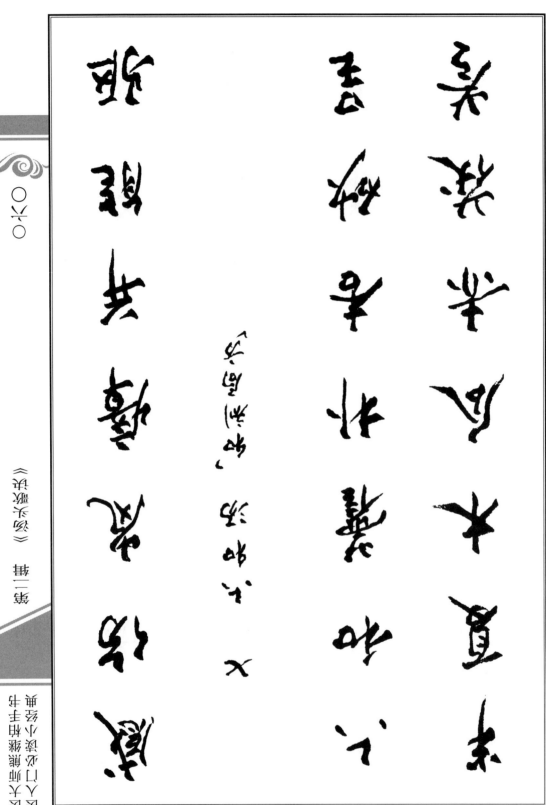

术参扁豆同甘草
姜枣煎之六气平
或益香薷或苏叶
伤寒伤暑用须明

八、清脾饮（少用和）

清脾饮用青朴柴
苓夏甘苓白术偕
更加草果姜煎服

热多阳痉此方泰

九 痛泻要方 「刘草窗」

痛泻要方陈皮芍
防风白术煎丸酌

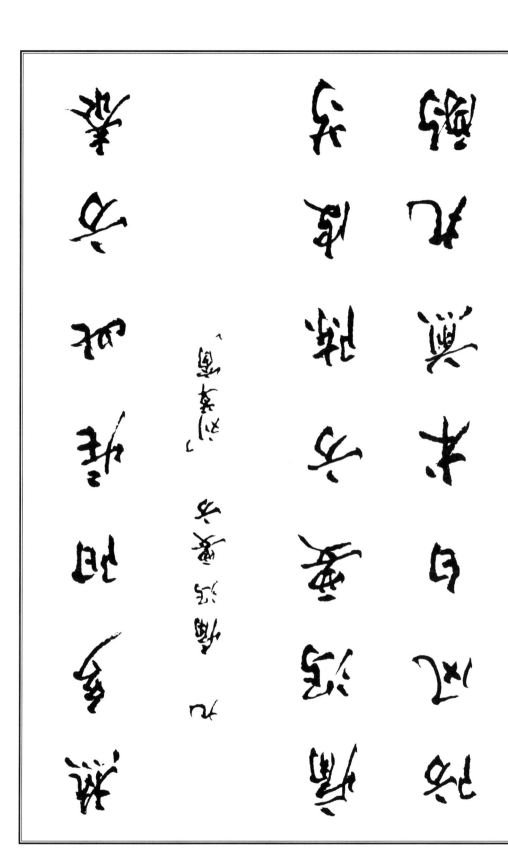

补泻并用理肝脾
若作食伤医便错

表里之剂

一 大柴胡汤 「张仲景」

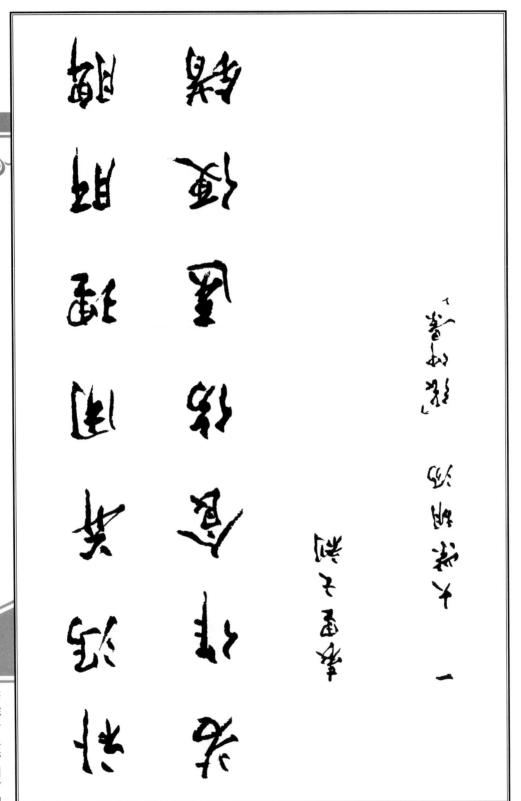

大柴胡汤用大黄
枳实芩夏白芍将
再加姜枣表兼里
妙法内攻并外攘

柴胡芒硝义亦尔
仍有桂枝大黄汤

二 防风通圣散（刘河间）

防风通圣大黄硝

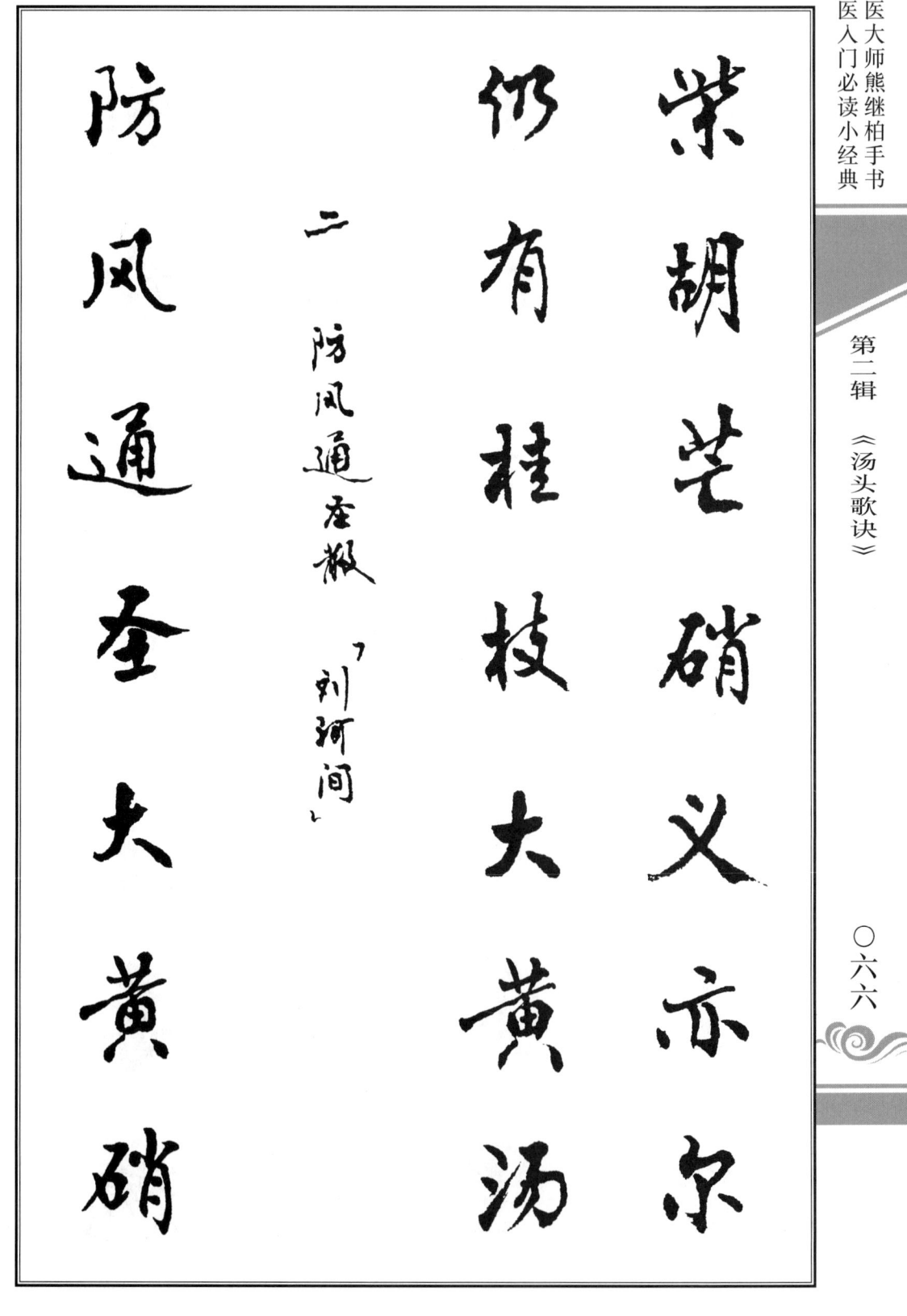

荆芥麻黄栀芍翘
甘桔芎归膏滑石
薄荷芩术力偏饶
表里交攻阳热盛

外科疡毒总能消

三 五积散「和剂局方」

五积散治五般积
麻黄苍芷归芍芎

枳桔桂姜甘茯朴
陈皮半夏加姜葱
除桂枳陈余略炒
熟料尤增温散功

温中解表祛寒湿
散痞调经用各充

四 三黄石膏汤（陶节庵）

三黄石膏柏芩连

栀子麻黄豆豉全
姜枣细茶煎热服
表里三焦热盛宜

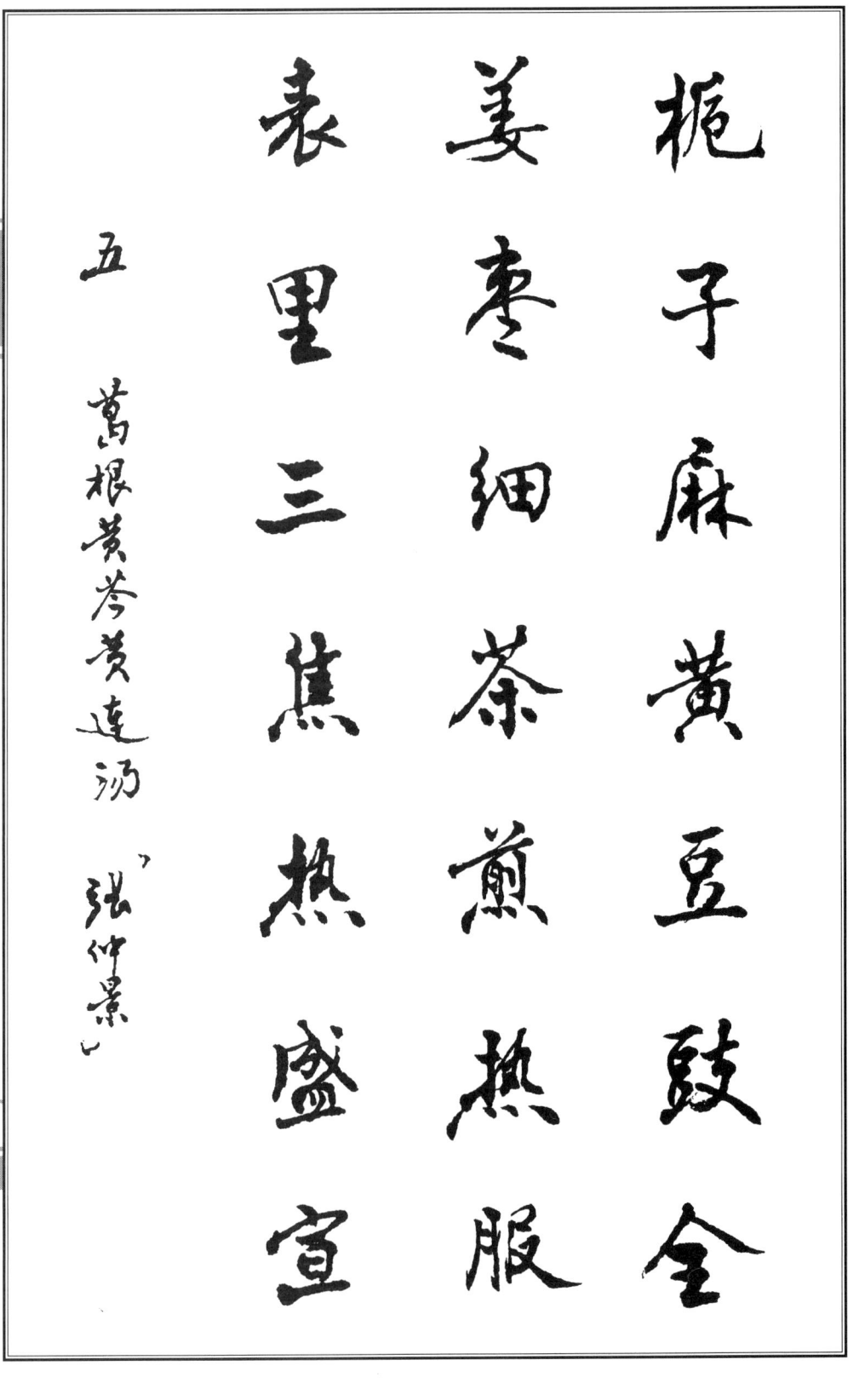

五 葛根黄芩黄连汤（张仲景）

葛根黄芩黄连汤
甘草四般治二阳
解表清里兼和胃
喘汗自利保平康

六、参苏饮（王海藏）

参苏饮内用陈皮
前胡枳壳半夏宜
干葛木香甘桔茯

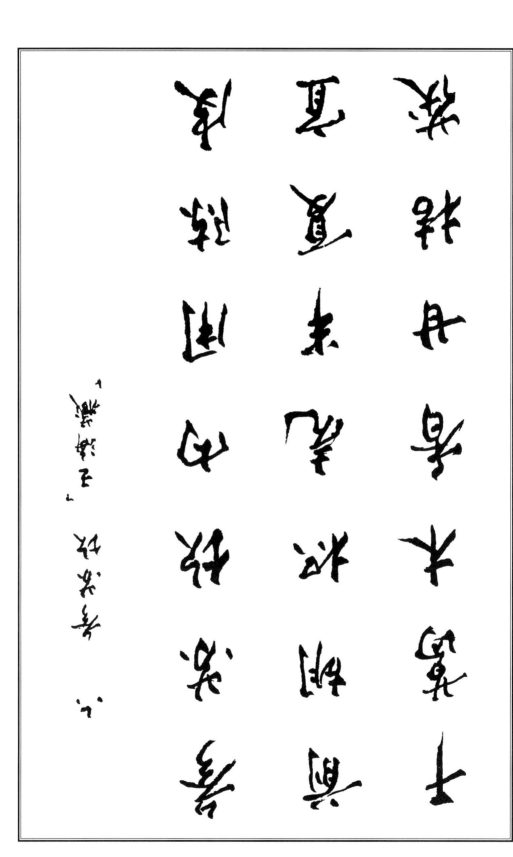

内伤外感此方推

七、茵陈丸（王焘）

茵陈丸用大黄硝
鳖甲常山巴豆邀

杏仁栀豉蜜丸服
汗吐下兼三法超
时气毒疠及痉痫
一丸两服量病调

八

大羌活汤（张元素）

大羌活汤即九味，
己独知连白术暨，
散热培阴表里和，

伤寒两感差堪慰

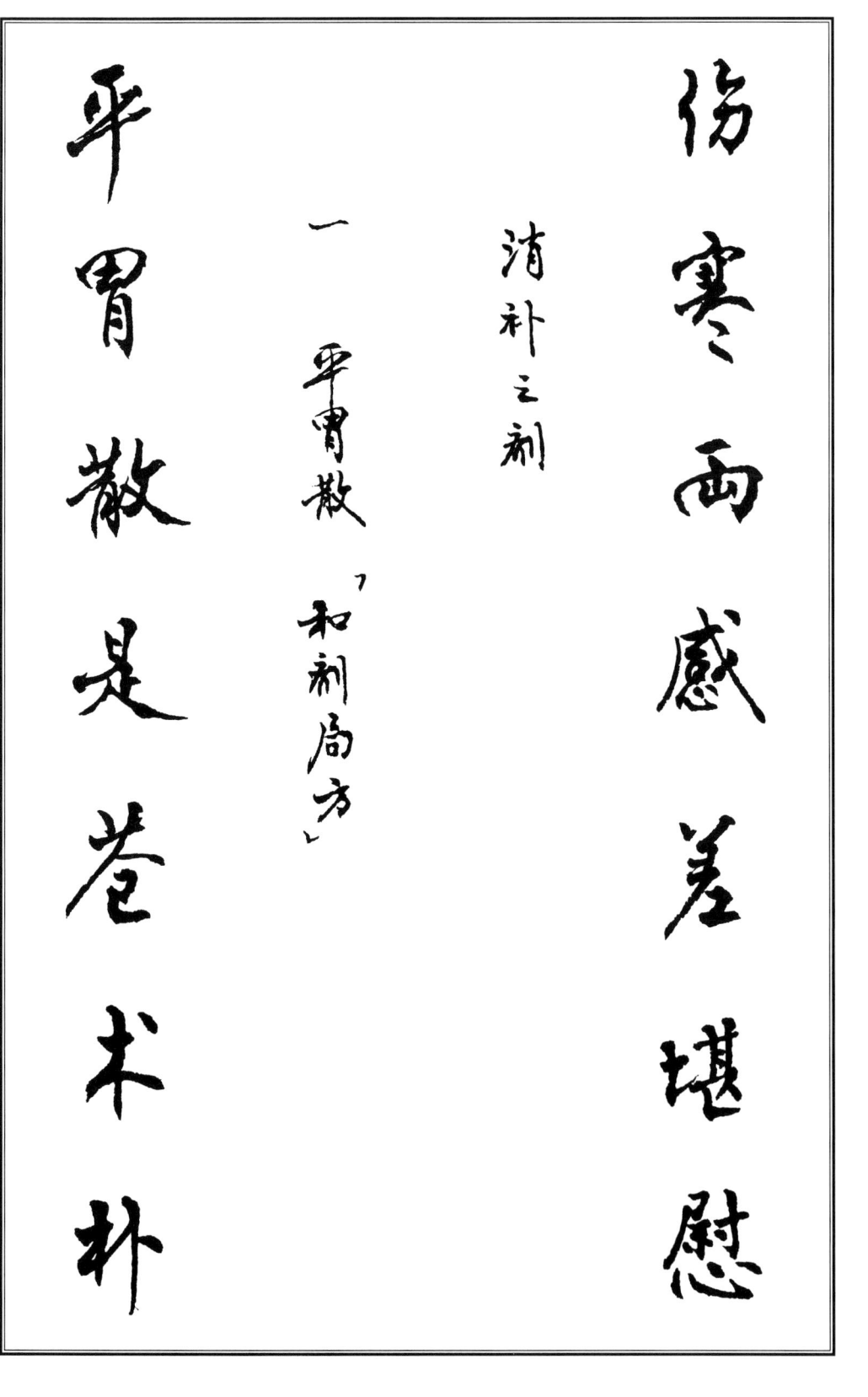

清补之剂

一 平胃散「和剂局方」

平胃散是苍术朴

陈皮甘草四般药
除湿散满驱瘴岚
调胃诸方从此扩
或合二陈或五苓

硝黄芍曲均堪着
若合小柴名柴平
煎加姜枣能除疟
又不换金正气散

即是此方加夏藿

二 保和丸（朱丹溪）

保和神曲与山楂

苓夏陈翘菔子加

曲糊为丸麦汤下
亦可方中用麦芽
大安丸内加白术
消中兼补效堪夸

三 健脾丸 「控方」

健脾参术与陈皮
枳实山楂麦芽随
曲糊作丸米饮下

消补兼行胃弱宜
枳术丸亦消兼补
荷叶烧饭上升奇

四 参苓白术散「和剂局方」

参苓白术扁豆陈
山药甘莲砂苡仁
桔梗上浮兼保肺
枣汤调服益脾神

五 枳实消痞丸 「李东垣」

枳实消痞四君全，
麦芽夏曲朴姜连，
蒸饼糊丸消积满，

清热破结补虚痊

六 鳖甲饮子「严用和」

鳖甲饮子治疟母

甘草芪术芍芎偶

草果槟榔厚朴增
乌梅姜枣同煎服

七 葛花解酲汤 「李东垣」

葛花解酲香砂仁

二苓参术莲青陈
神曲干姜藿泽泻
温中利湿酒伤珍

理气之剂

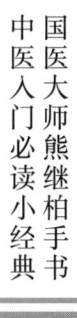

一 补中益气汤「李东垣」

补中益气芪术陈
黄芪升柴草归身
虚劳内伤功独擅

亦治阳虚外感困
木香苍术易归术
调中益气畅脾神

二、乌药顺气汤「理气之剂」

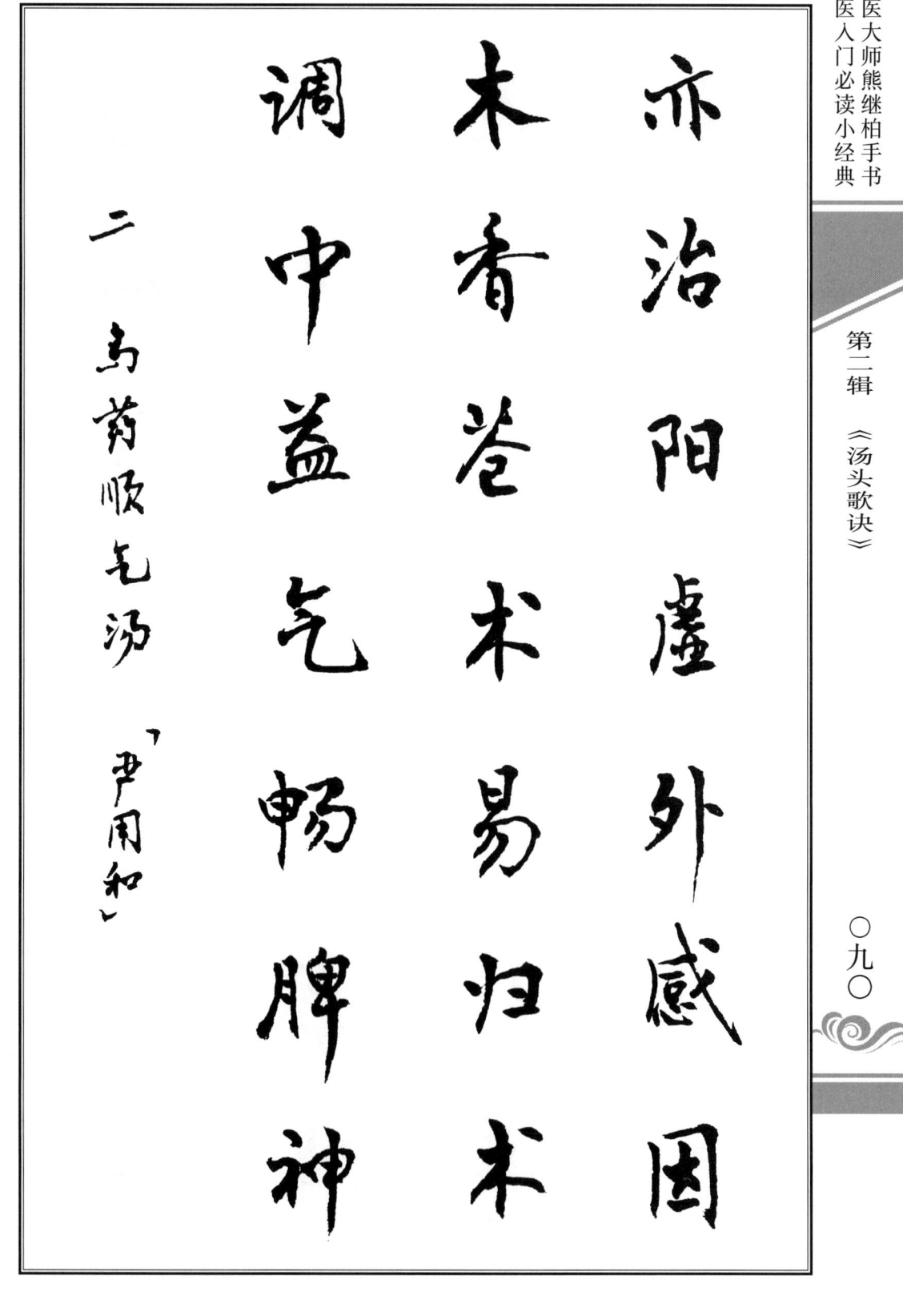

乌药顺气芎芷姜
橘红枳桔与麻黄
僵蚕炙草姜煎服
中气厥逆此方详

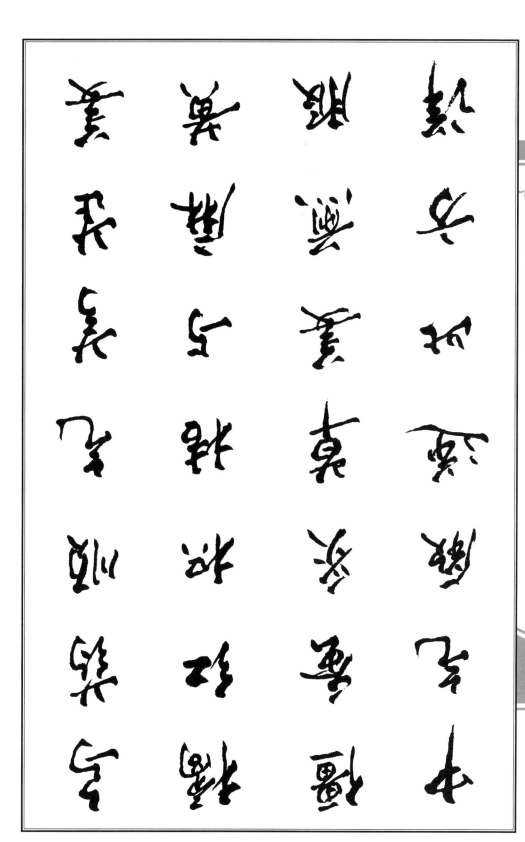

三 越鞠丸（朱丹溪）

越鞠丸治六般郁，
芎苍香附兼栀曲，
气血痰火食湿因

气畅郁舒痛闷去

四 苏子降气汤 「和剂局方」

苏子降气橘半归
前胡桂朴草姜依

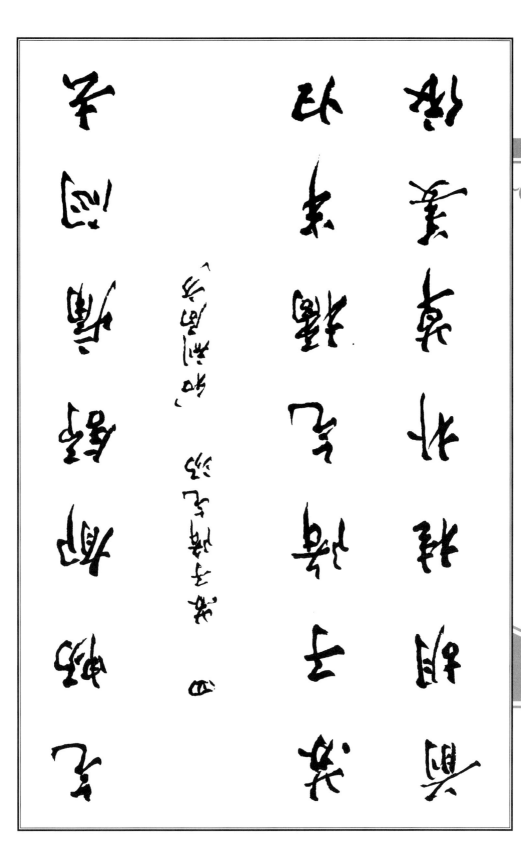

下虚上盛痰嗽喘
亦有加参贵合机

五 四七汤「陈言」

四七汤理七情气

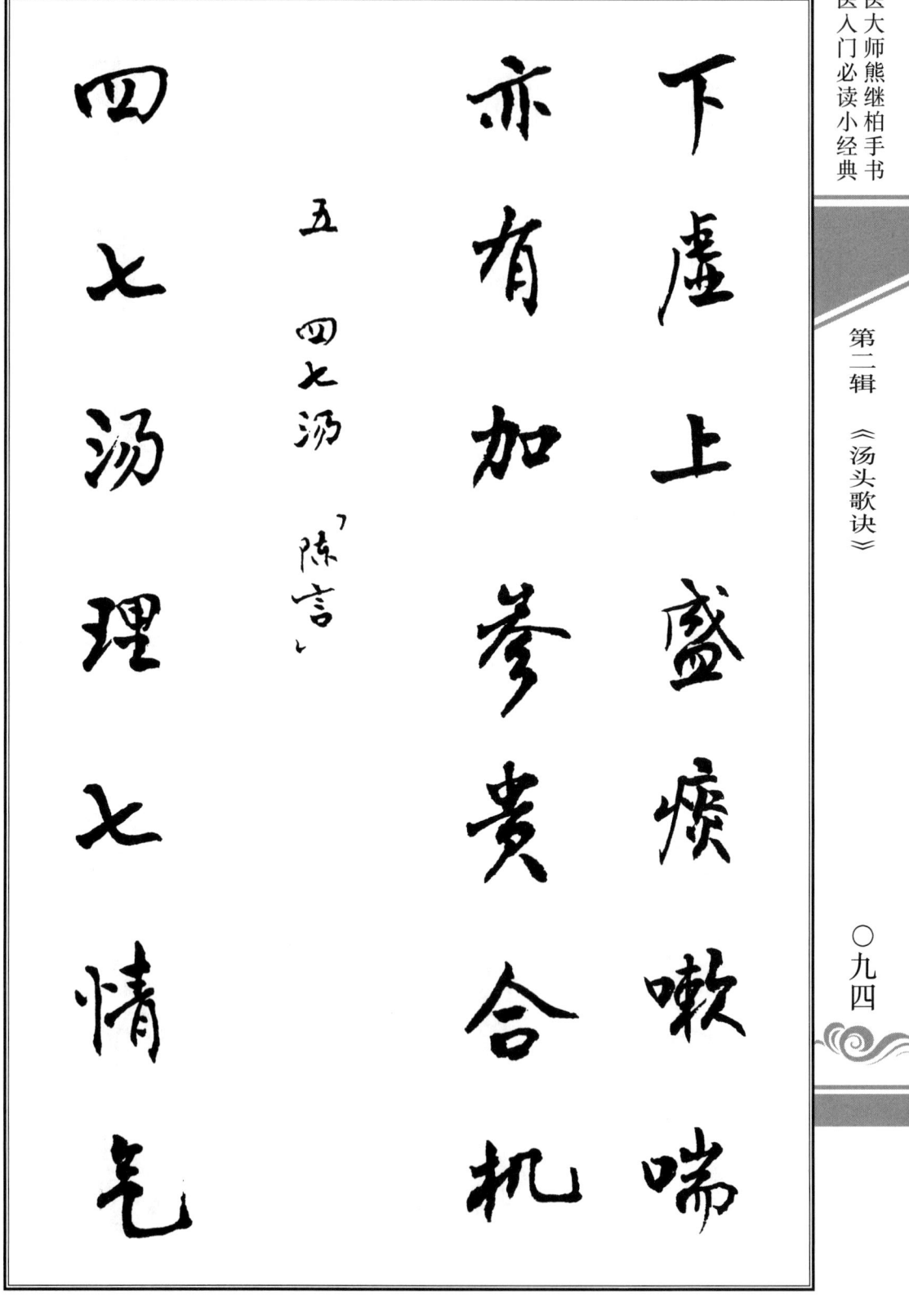

半夏厚朴茯苓苏
姜枣煎之舒郁结
痰涎咽痛尽能纾
又有局方名四七

参桂夏草妙更殊

六、四磨汤「尹用和」

四磨亦治七情侵
人参乌药及槟沉

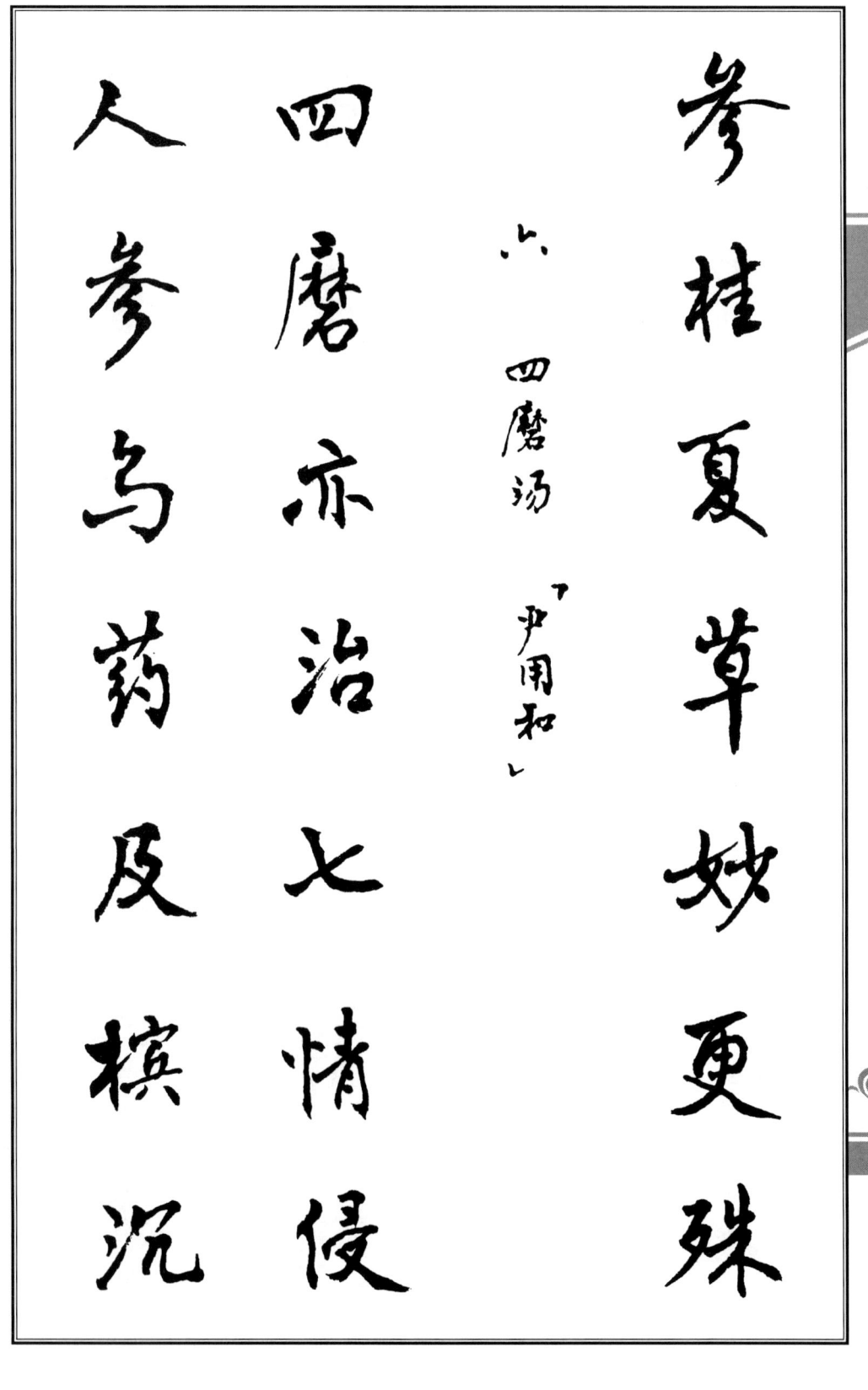

浓磨煎服调逆气
实者枳壳易人参
去参加入木香枳
五磨饮子白酒斟

七 旋复代赭汤 「张仲景」

旋复代赭用人参
半夏甘姜大枣临
重以镇逆咸软痞

痞硬噫气力能禁

八、正气天香散「罗知悌」

绀珠正气天香散
香附干姜苏叶陈

乌药郁兼除痛
气行血活经自匀

九 橘皮竹茹汤「和」

橘皮竹茹治呕呃

参甘半夏枇杷劳
再加赤茯和姜枣
方由金匮加味设

十 丁香柿蒂汤 《张元素》

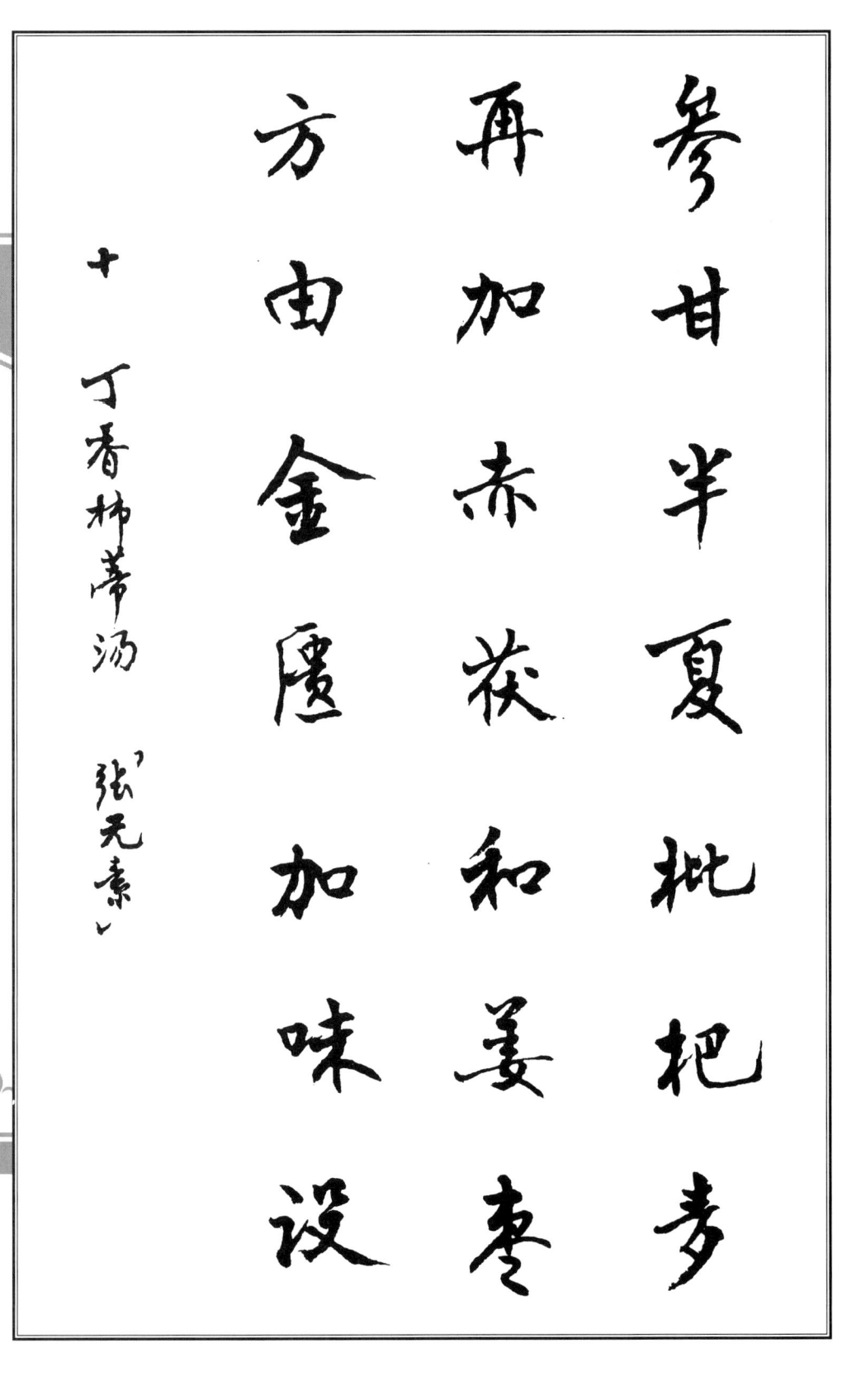

丁香柿蒂人参姜
呃逆因寒中气戕
济生香蒂仅二味
或加竹橘用皆良

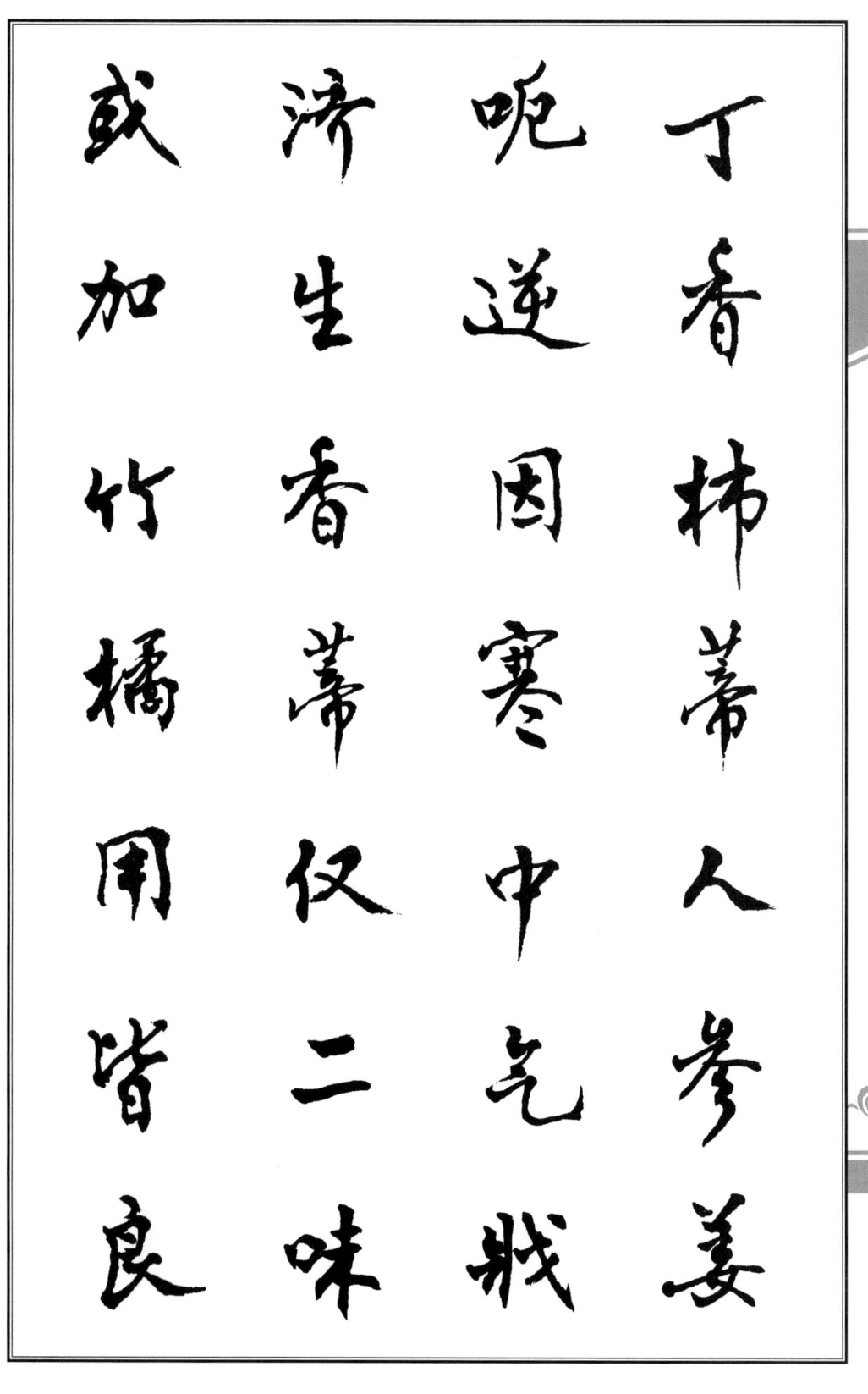

十一 定喘汤 「张时彻」

定喘白果与麻黄
款冬半夏白皮桑
苏杏黄芩兼甘草

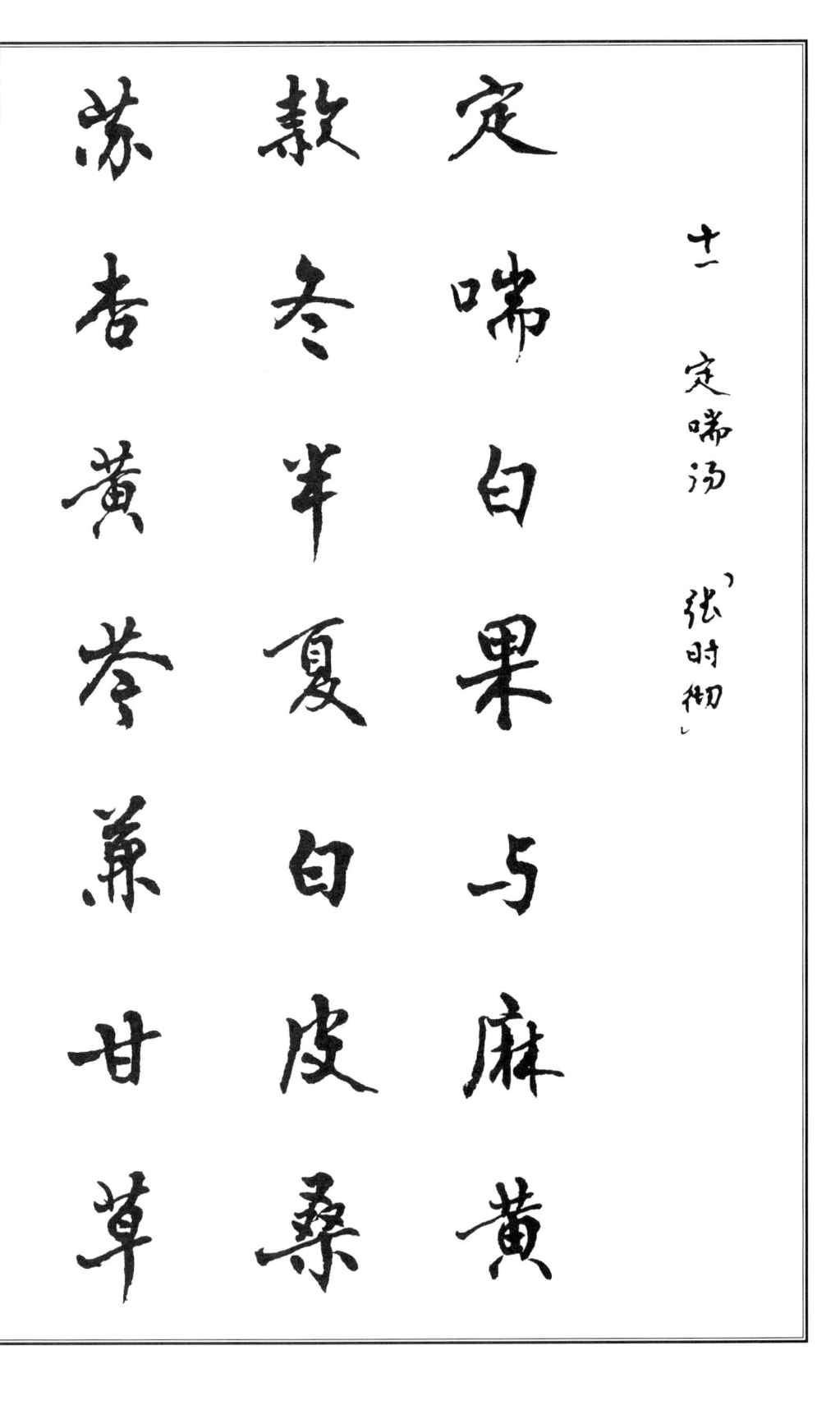

肺寒膈热喘哮尝

理血之剂

一 四物汤 「和剂局方」

四物地芍与归芎

血家百病此方通
八珍合入四君子
气血双疗功独崇
再加黄芪与肉桂

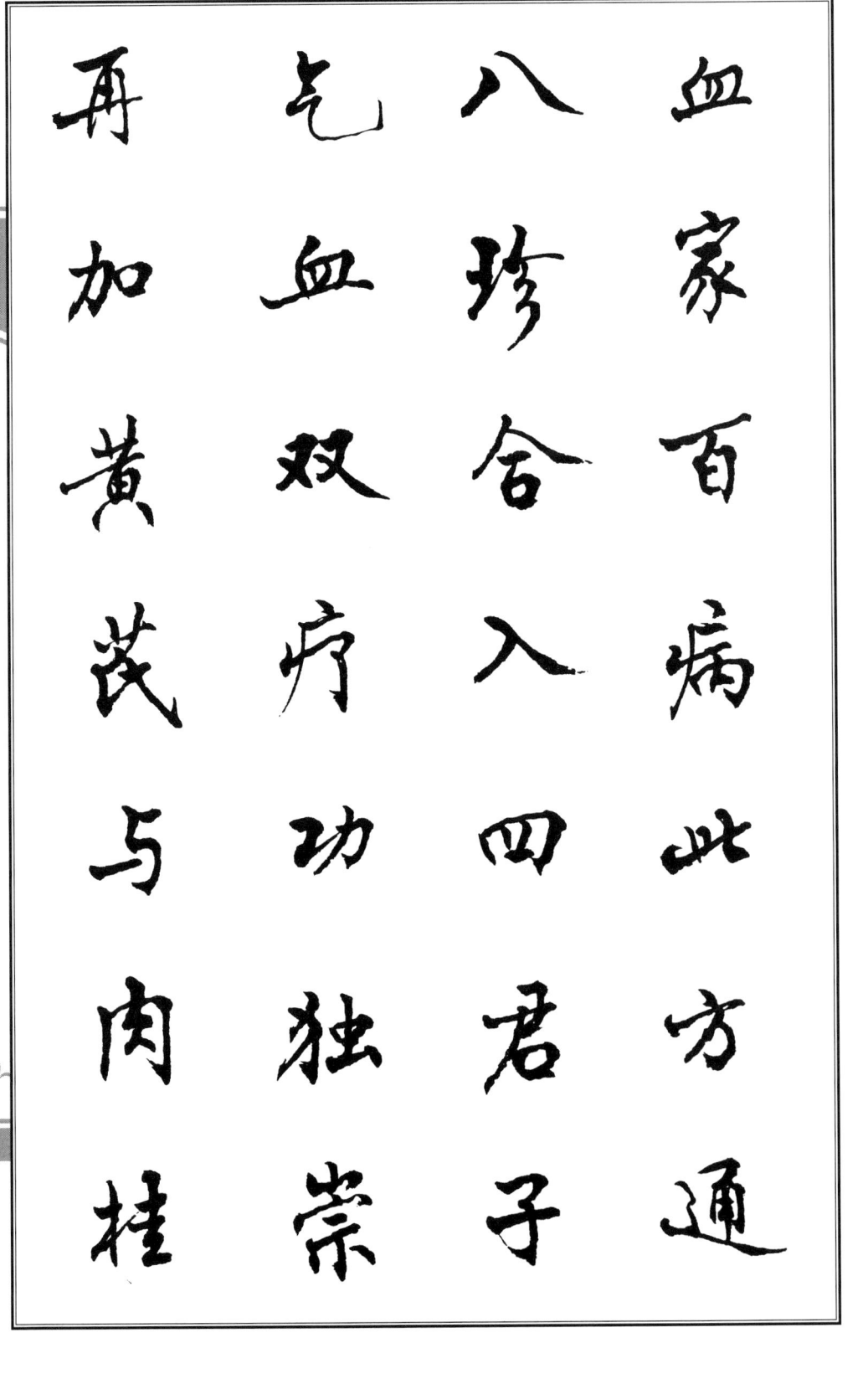

十全大补方雄
十全除却芪地草
加粟煎之名胃风

二 人参养营汤 「和剂局方」

人参养营即十全
除却川芎五味联
陈皮远志加姜枣
脾肺气血补方先

三 归脾汤「尹用和」

归脾汤用参术芪
归草茯神远志随
酸枣木香龙眼肉

煎加姜枣益心脾
怔忡健忘俱可却
肠风崩漏总能医

四 养心汤 「王肯堂」

养心汤用草芪参
二茯芎归柏子寻
夏曲远志兼桂味
再加酸枣总宁心

五 当归四逆汤 （张仲景）

当归四逆桂枝芍
细辛甘草木通着
再加大枣治阴厥

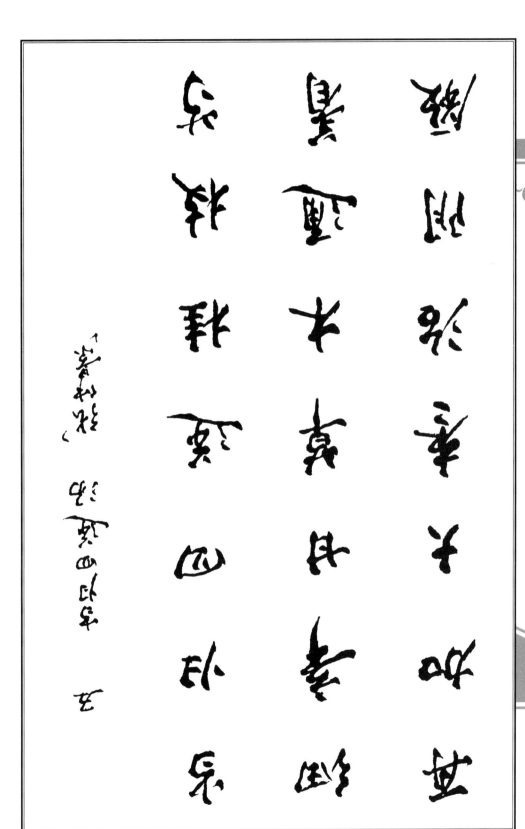

脉细阳虚由血弱
内有久寒加姜萸
发表温中通经脉
不用附子及干姜

助阳过剂阴反灼

六、桃核承气汤「張仲景」

桃核承气五般奇

硝黄甘草桂枝配

热结膀胱少腹胀
如狂蓄血最相宜

七 犀角地黄汤（《千金》）

犀角地黄芍药丹

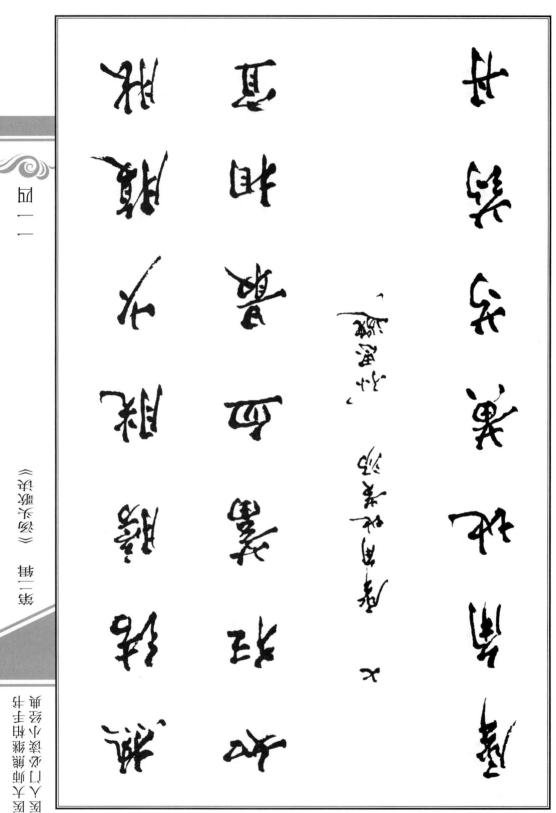

血升胃热火邪干
斑黄阳毒皆堪治
或益柴芩总伐肝

八 咳血方「朱丹溪」

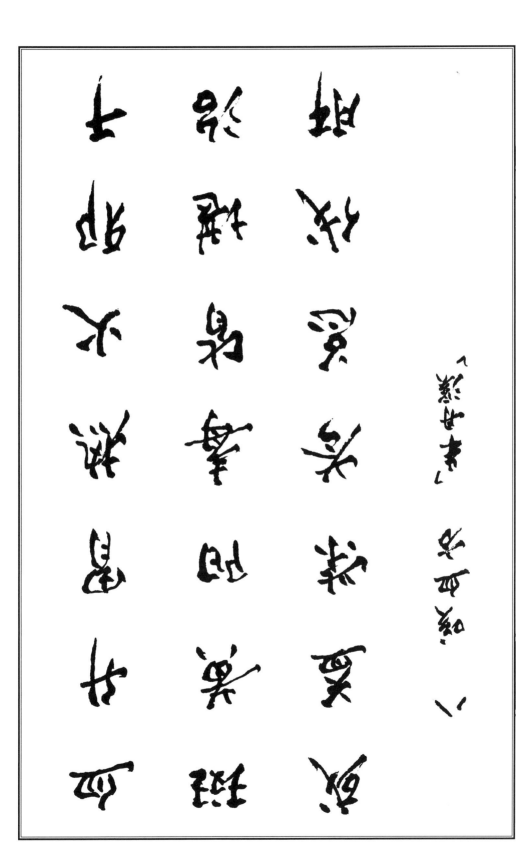

咳血方中诃子收，瓜蒌海石山栀投，
青黛蜜丸口噙化，咳嗽痰血服之瘳。

九　秦艽白术丸（李东垣）

东垣秦艽白术丸
归尾桃仁枳实攒
地榆泽泻皂角子

糊丸血痔便艰难
仍有苍术防风剂
润血疏风燥湿安

十 槐花散 「许叔微」

槐花散用治肠风
侧柏黑荆枳壳充
为末等分米饮下
宽肠逐风凉血功

十一 小蓟饮子 「严用和」

小蓟饮子藕蒲黄
木通滑石生地襄
归草黑栀淡竹叶

血淋热结服之良

十二 四生丸「陈自明」

四生丸用三般叶
侧柏艾荷生地协

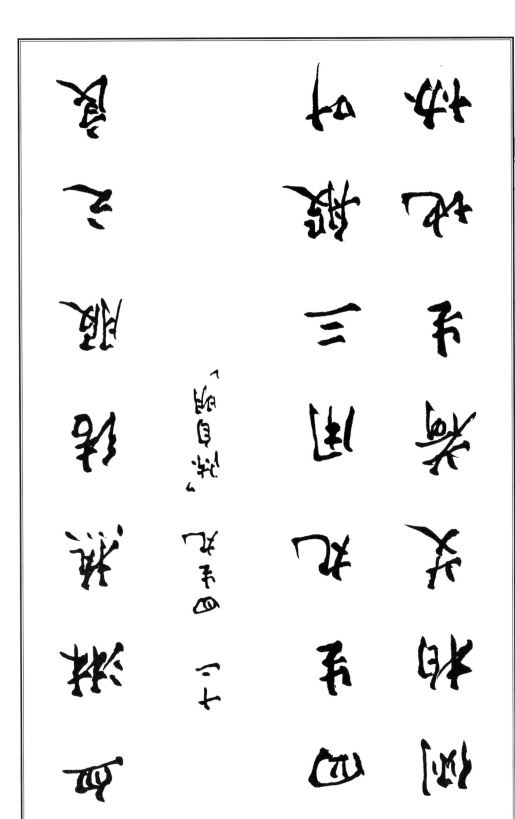

等分生捣如泥煎

血热妄行止衄惬

十三 复元活血汤 李东垣

复元活血汤柴胡

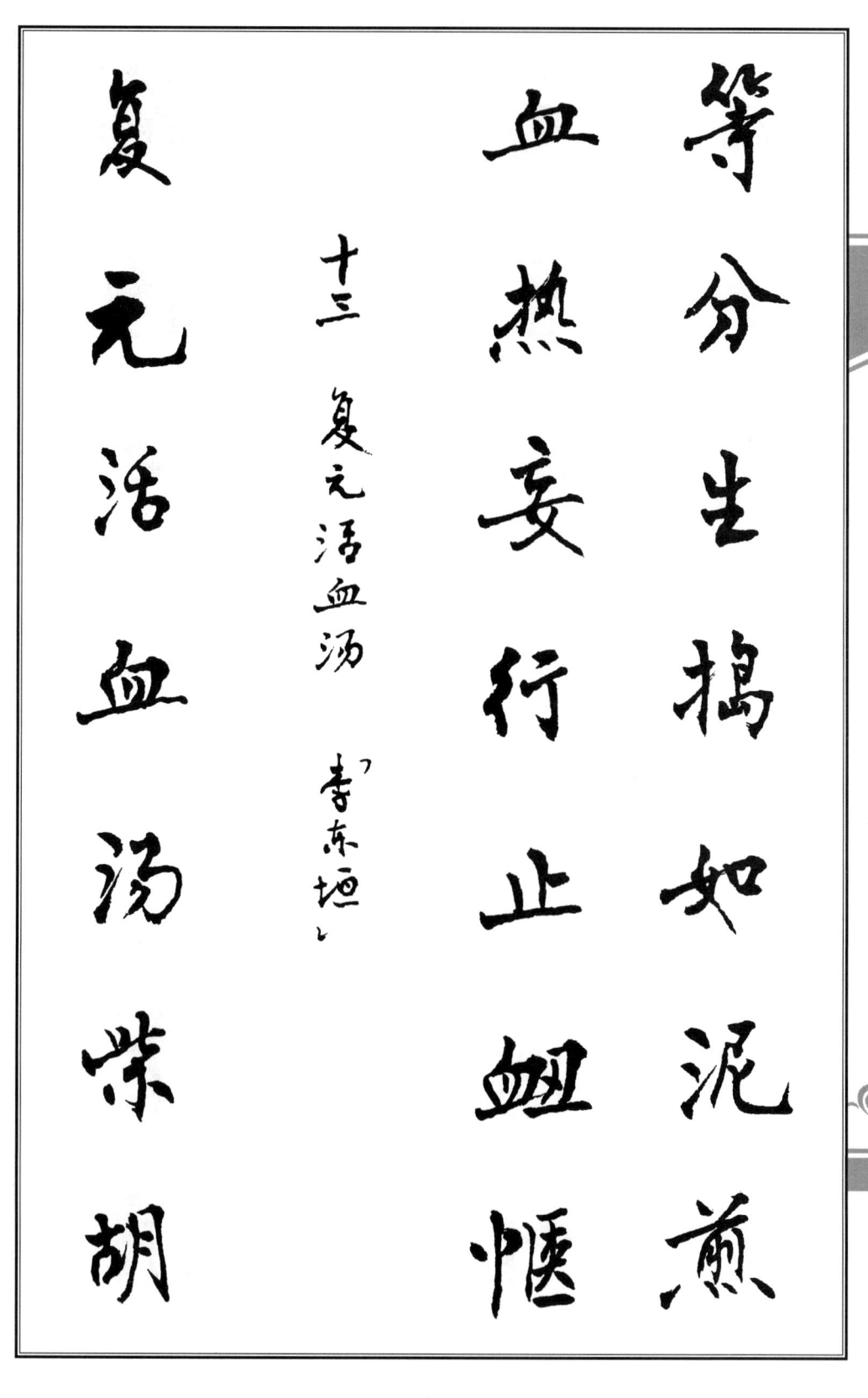

花粉当归山甲俱
桃仁红花大黄草
损伤瘀血酒煎祛

祛风之剂

一 小续命汤（孙思邈）

小续命汤桂附芎
麻黄参芍杏防风
黄芩防己兼甘草

六经风中此方通

二 大秦艽汤（朱丹溪）

大秦艽汤羌独防

芎芷辛芩二地黄

石膏归芎芩甘术
风邪散见可通尝

三

三生饮 「和剂局方」

三生饮用乌附星

三皆生用木香听
加参对半扶元气
卒入痰迷服此灵
星香散亦治卒中

俳肥不渴邪在经

四 地黄饮子 「刘河间」

地黄饮子山茱斛

麦味远志茯菖蒲

苁蓉桂附巴戟天
少入薄荷姜枣服
喑厥风痱能治之
虚阳归肾阴精足

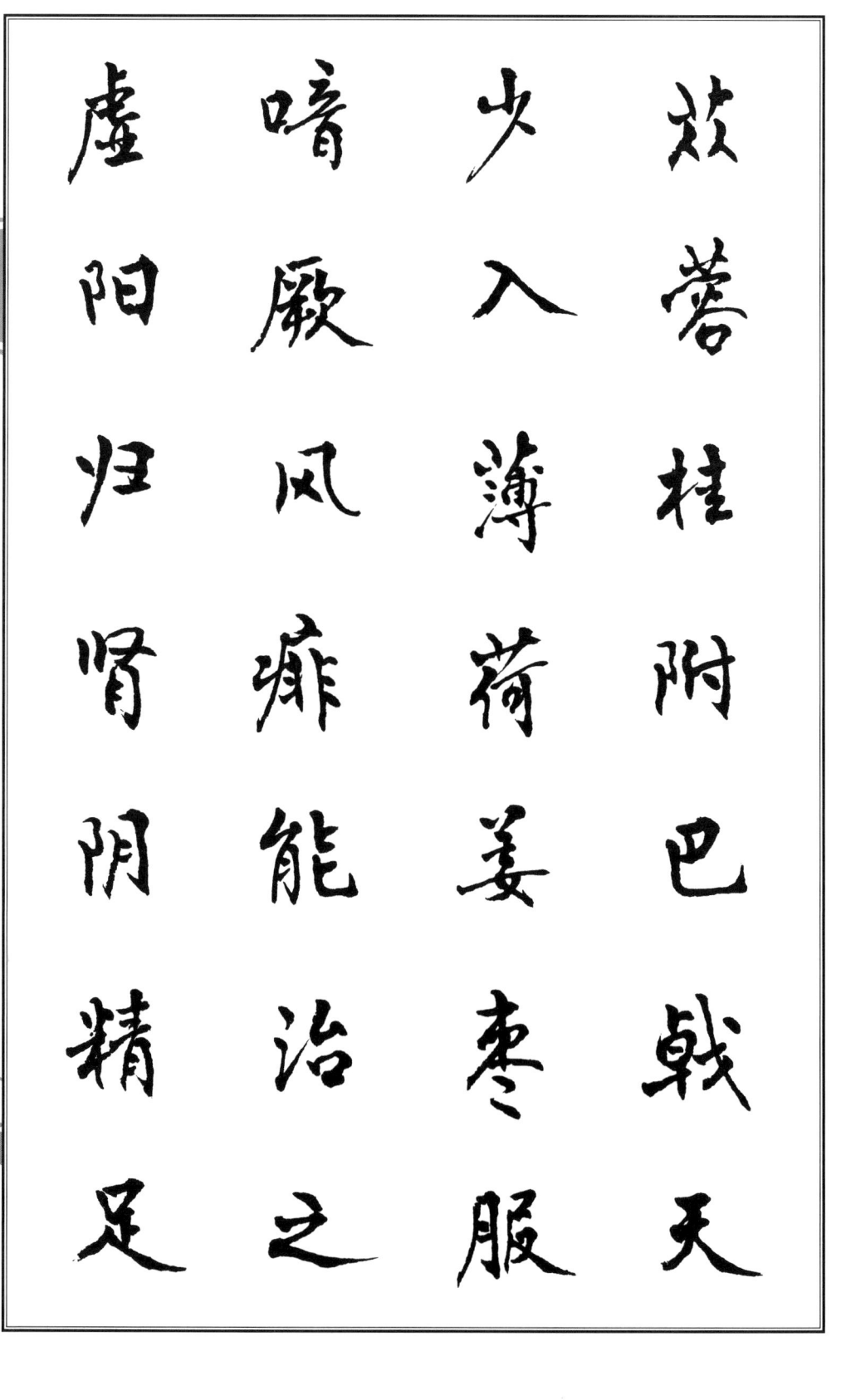

五 独活汤 （朱丹溪）

独活汤中羌独防，
芎归辛桂参夏菖，
茯神远志白薇草，

瘛疭昏愦力能匡

六、顺风匀气散（苏沈良方）

顺风匀气术乌陈
白芷天麻苏叶参

木瓜甘草青皮合
喎僻偏枯口舌喑

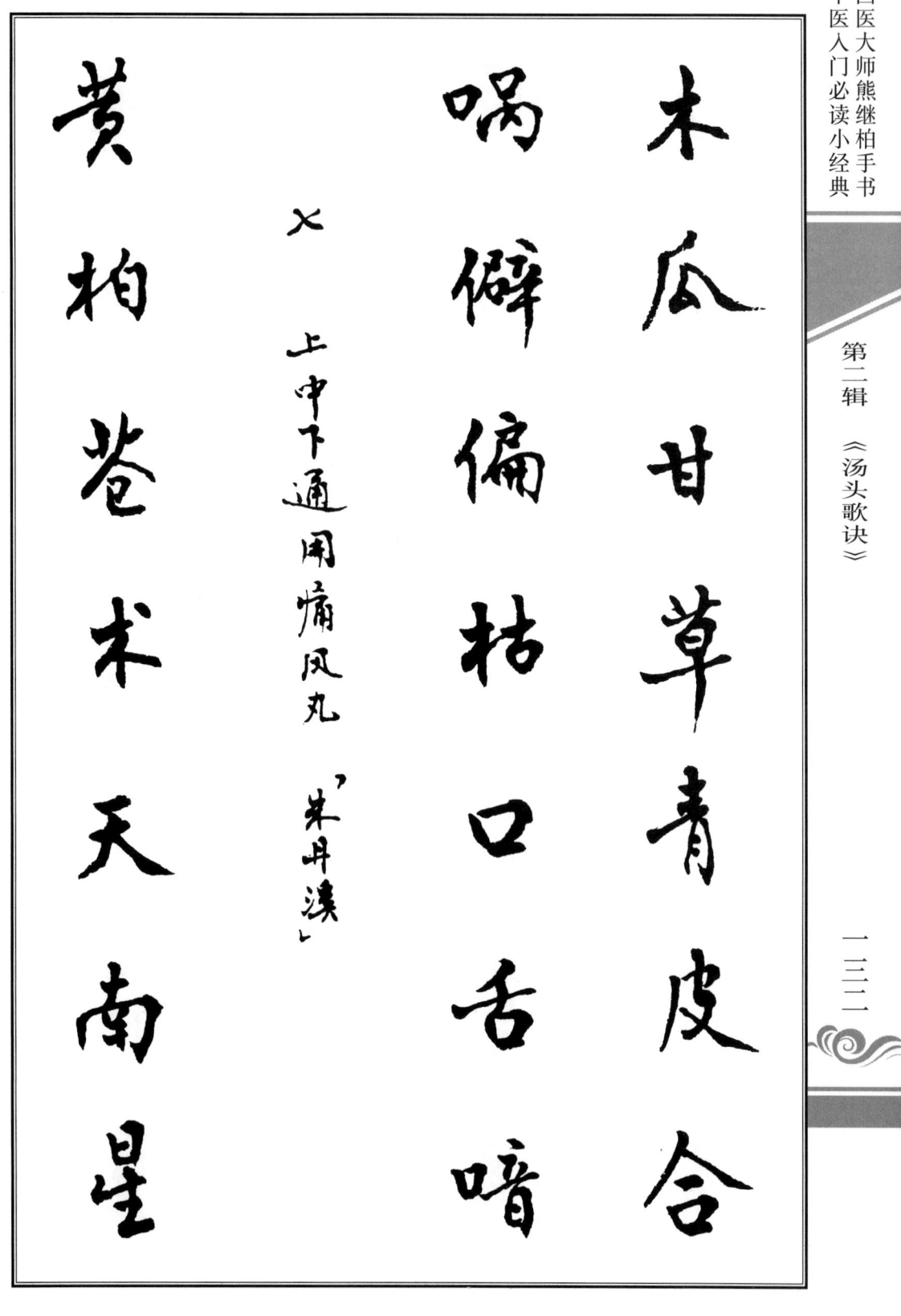

七 上中下通用痛风丸「朱丹溪」

黄柏苍术天南星

桂枝防己及威灵
桃仁红花龙胆草
羌芷川芎神曲停
痛风湿热与瘀血

上中下通用之听

八、独活寄生汤（孙思邈）

独活寄生艽防辛
芎归地芍桂苓均

杜仲牛膝人参草
冷风顽痹屈能伸
若去寄生加芪续
汤名三痹古方珍

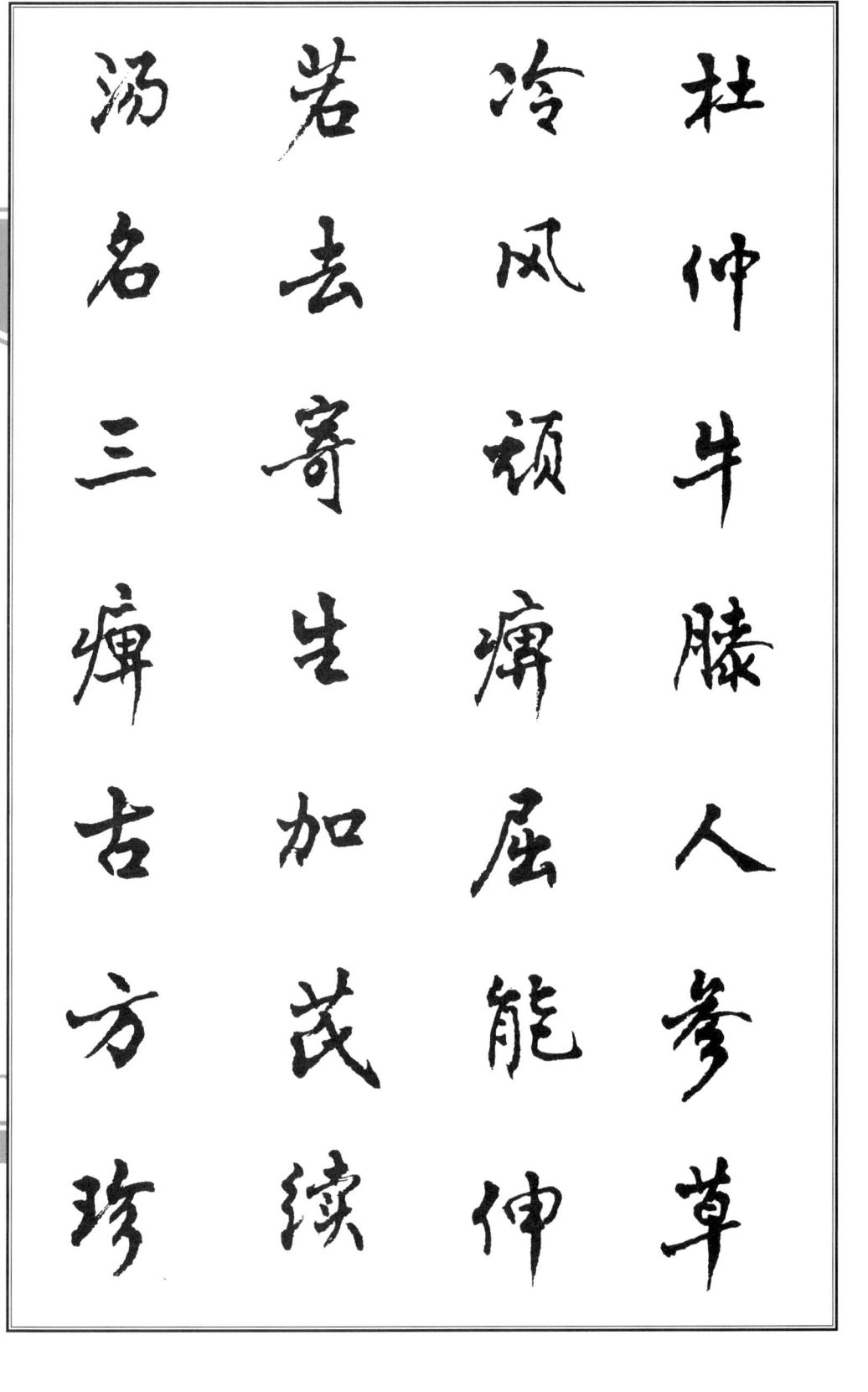

九 消风散（和剂局方）

消风散内羌防荆
芎朴参苓陈草并
僵蚕蝉蜕藿香入

为末茶调或酒行
头痛目昏项背急
顽麻瘾疹服之清

十 清空膏（李东垣）

清空芎草柴芩连
羌防升之入顶巅
为末茶调如膏服
正偏头痛一时蠲

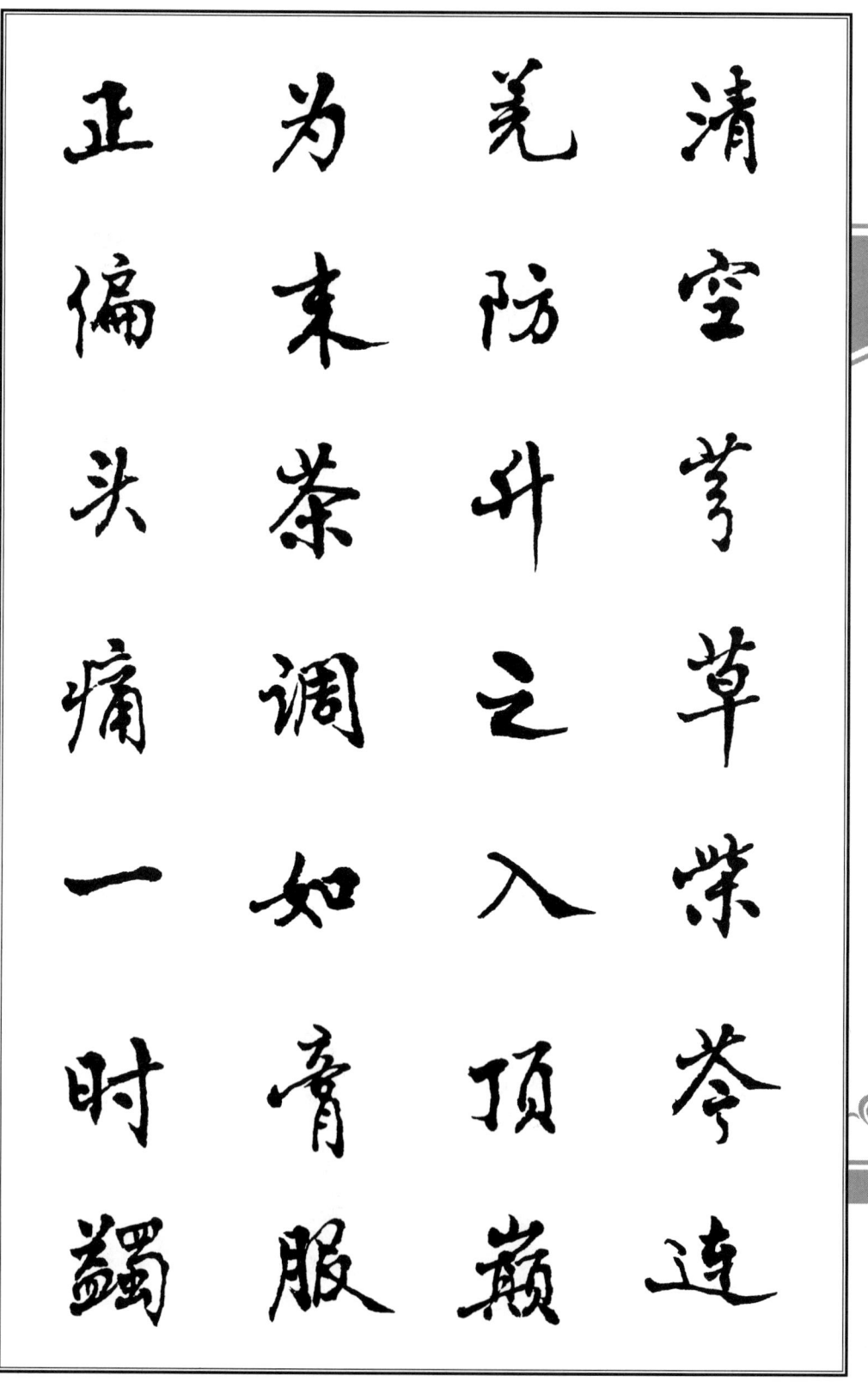

十一 川芎茶调散，和剂局方

川芎茶调散荆防，
辛芷薄荷甘草羌，
目昏鼻塞风攻上，

正偏头痛悉能康
方内若加僵蚕菊
菊花茶调用亦臧

十二 人参荆防散「陈自明」

人参荆芥散熟地
防风柴枳芎归比
酸枣鳖羚桂甘术
妇人血风治劳虚

祛寒之剂

一 理中汤 张仲景

理中汤主理中乡

甘草人参术黑姜

呕利腹痛阴寒盛
或加附子总回阳

二 真武汤 「张仲景」

真武汤壮肾中阳

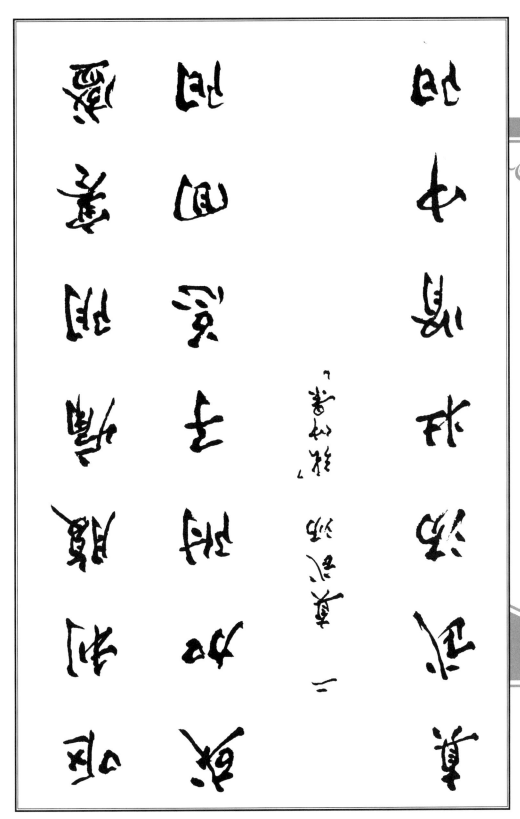

茯苓术芍附生姜
少阴腹痛有水气
悸眩瞤惕保安康

三 四逆汤 「张仲景」

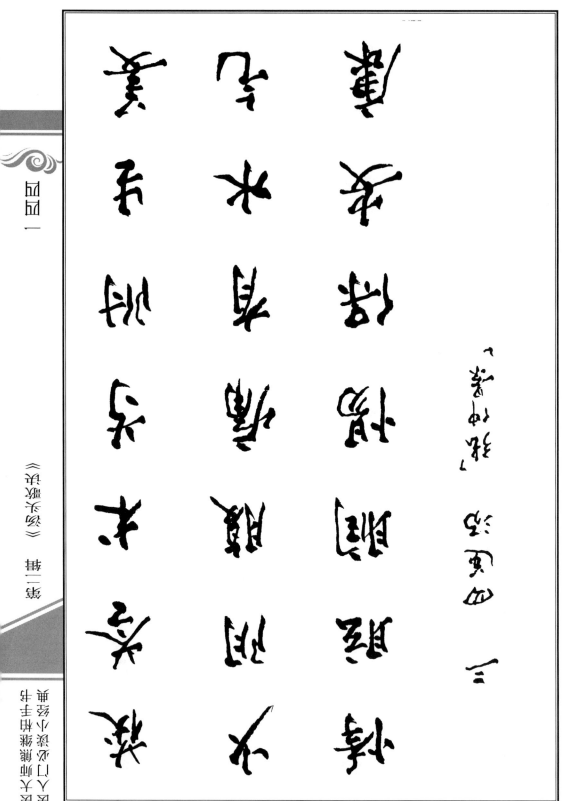

四逆汤中姜附草
三阴厥逆太阳沉
或益姜葱参芍桔
通阳复脉力能任

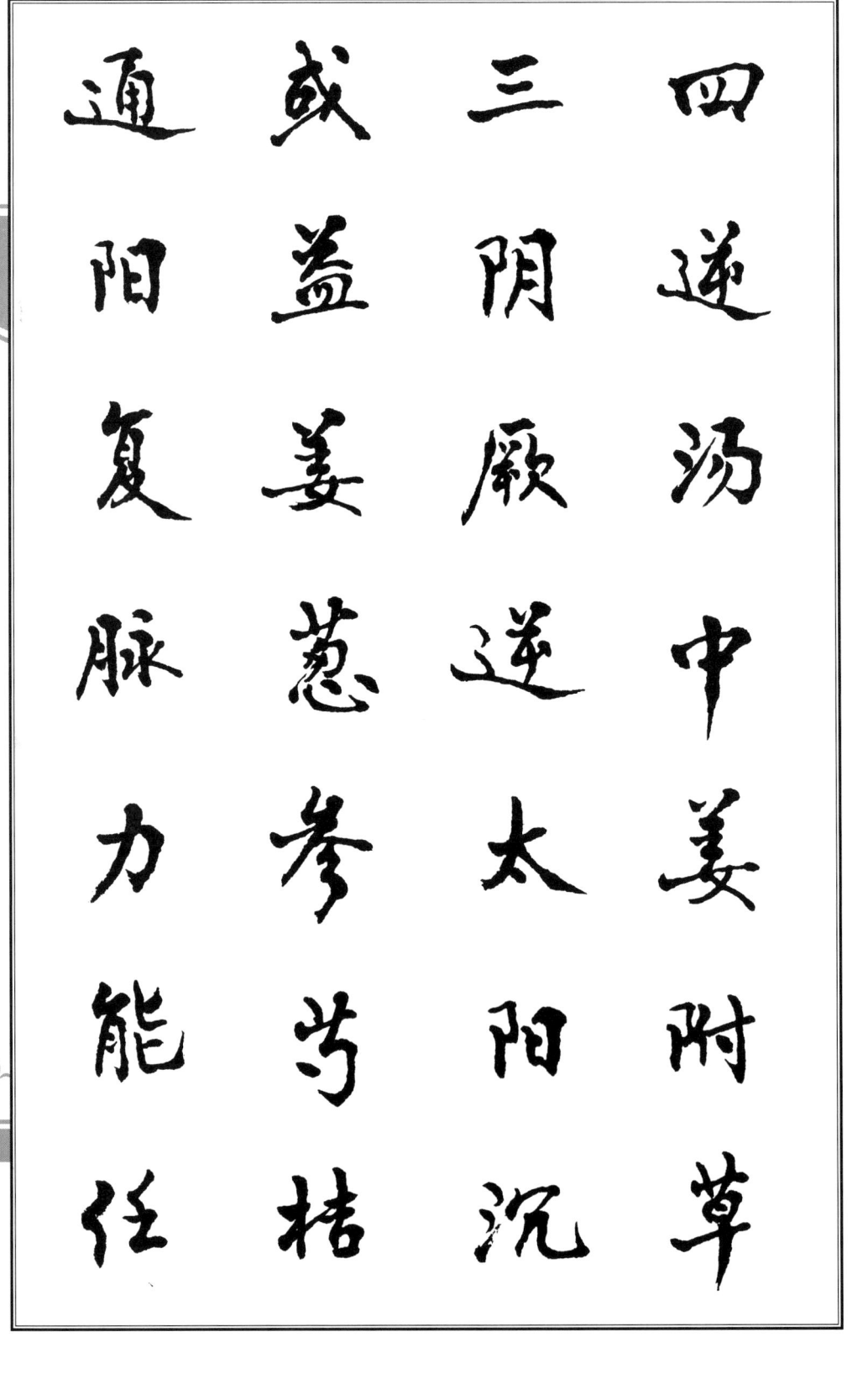

四 白通加猪胆汁汤 （张仲景）

白通童尿猪胆汁
干姜附子兼葱白
热因寒用妙义深

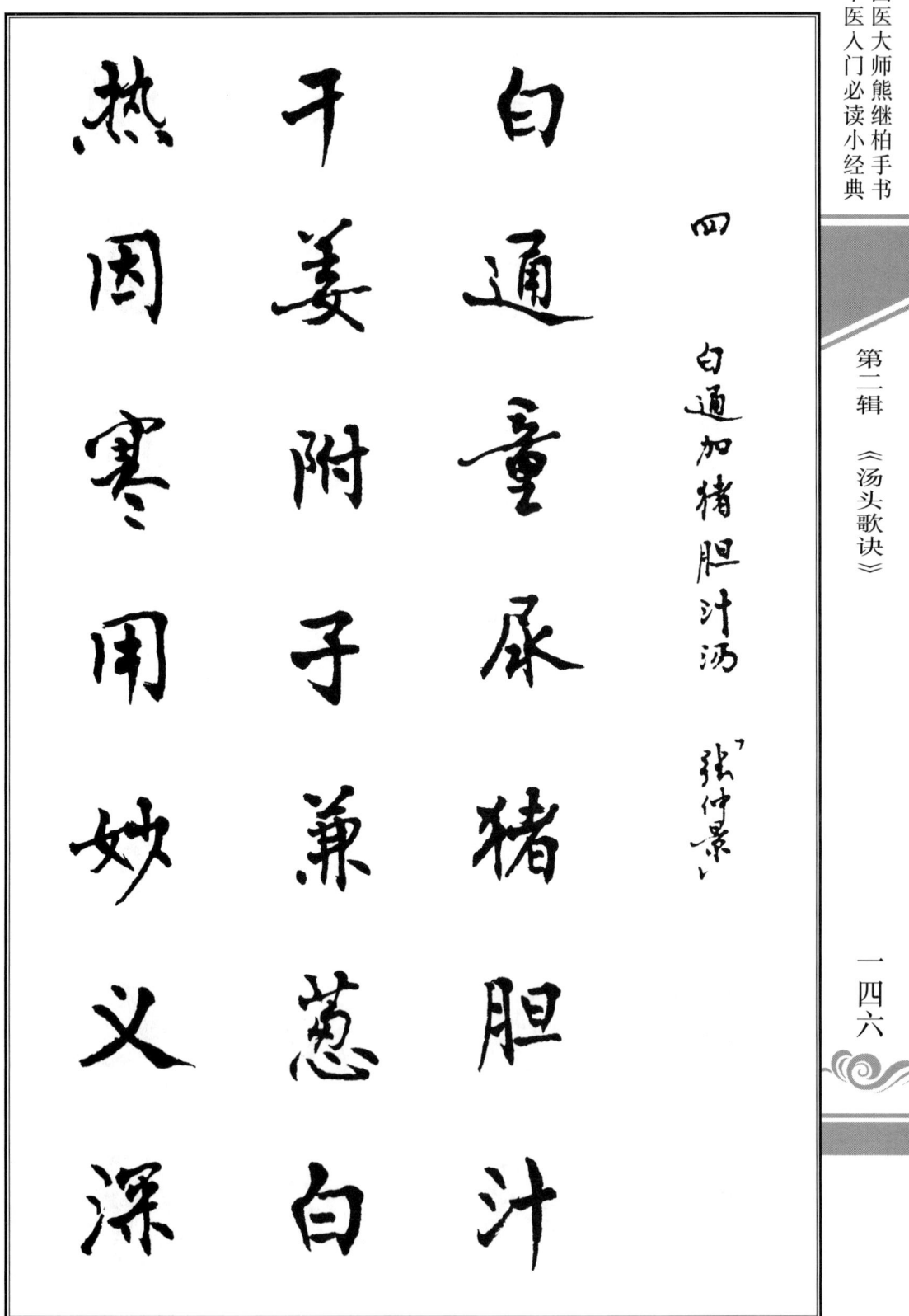

阴盛格阳厥无脉

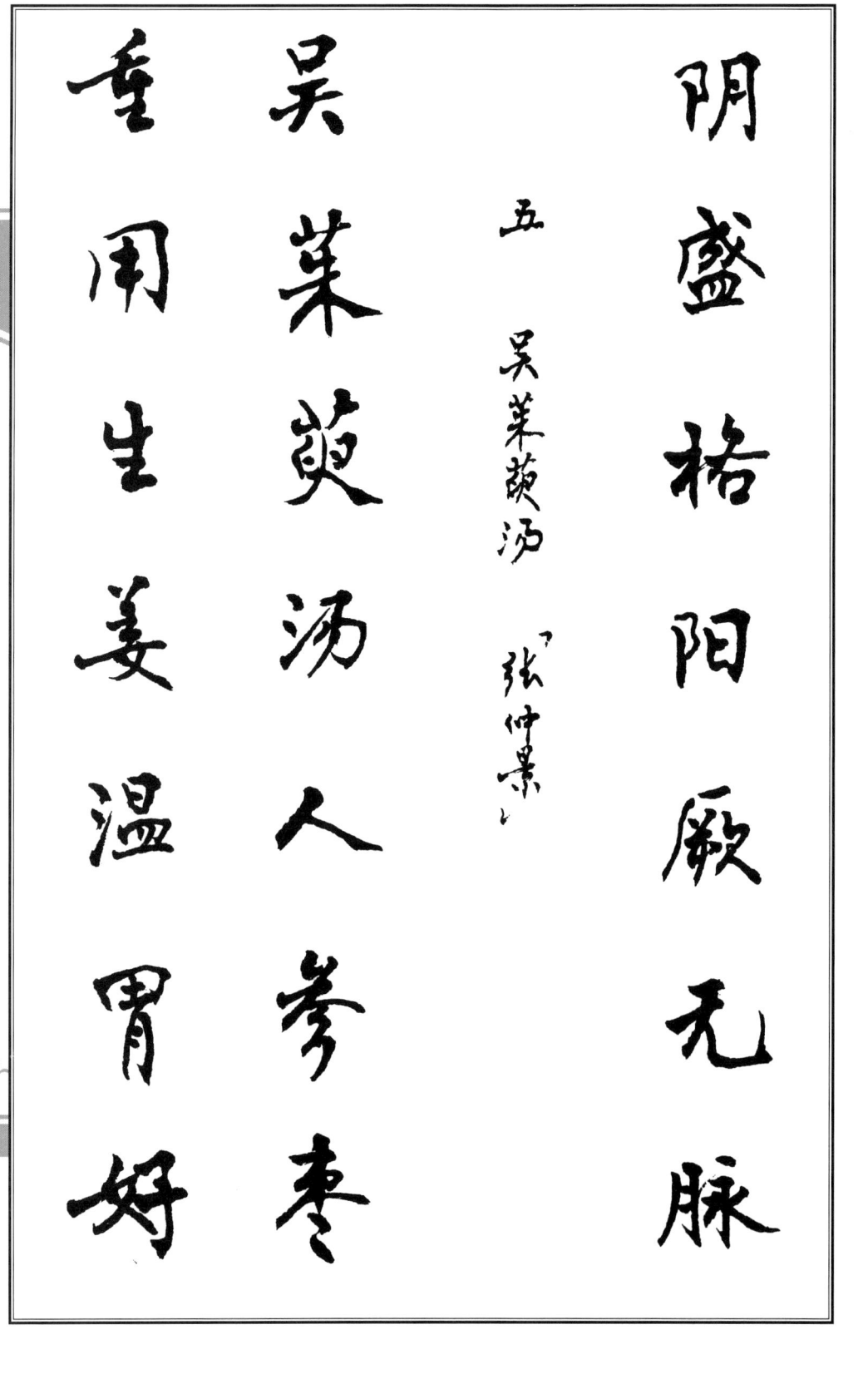

五　吴茱萸汤「张仲景」

吴茱萸汤人参枣
重用生姜温胃好

阳明寒呕少阴利
厥阴头痛皆能保

六、益元汤（朱肱）

益元艾附与干姜

麦味知连参草将
姜枣葱煎入童便
内寒外热名戴阳

七 回阳急救汤 陶节庵

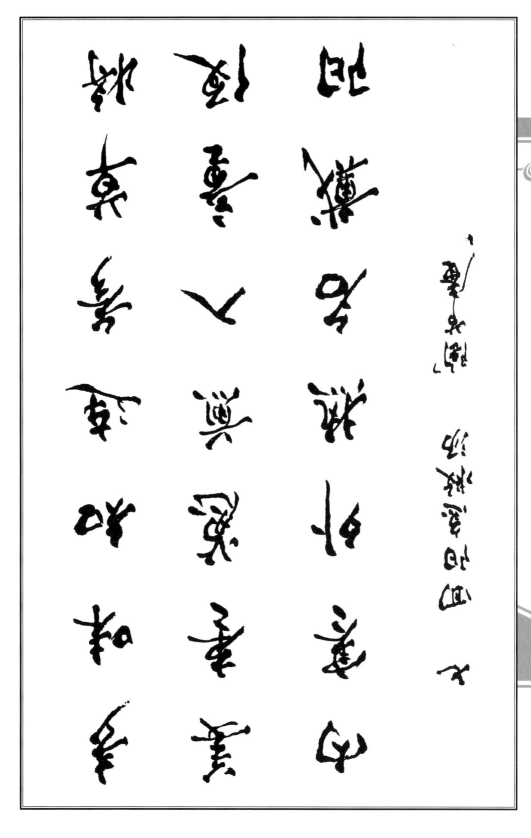

回阳急救用六君
桂附干姜五味群
加麝三厘或胆汁
三阴寒厥见奇勋

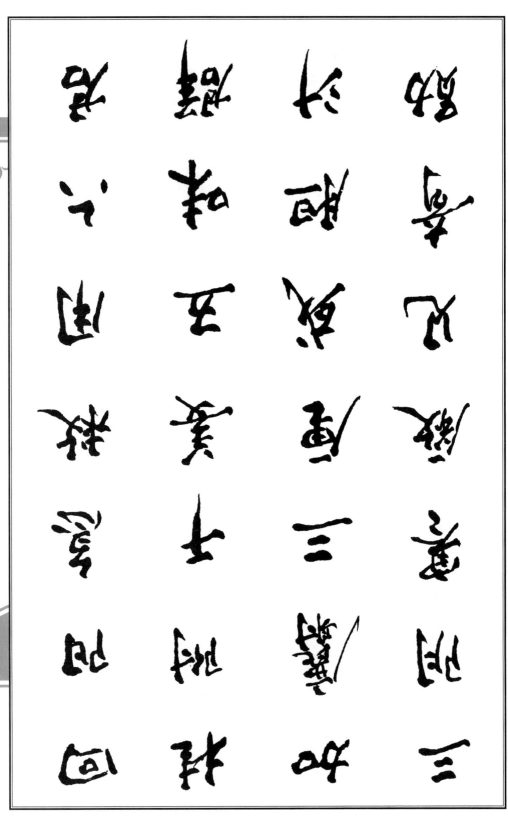

八 四神丸「王肯堂」

四神故纸吴茱萸
肉蔻五味四般须
大枣百枚姜八两

五更肾泻火衰扶

九 厚朴温中汤 「李东垣」

厚朴温中陈草苓
干姜草蔻木香停

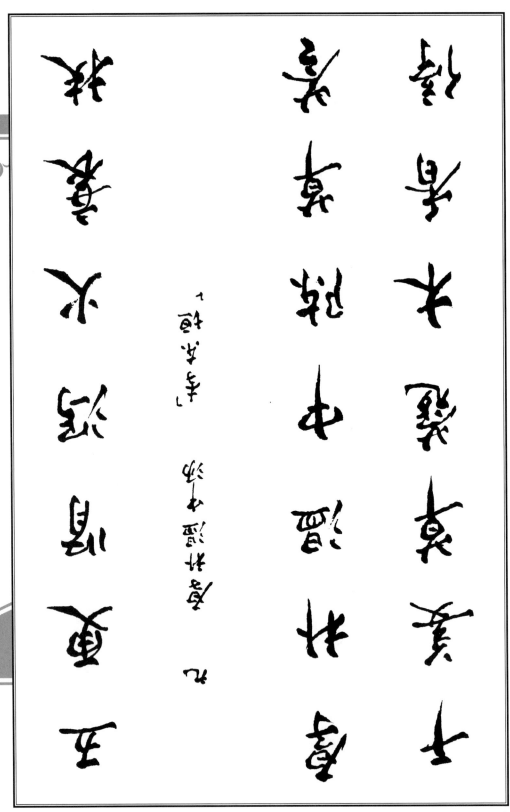

煎服加姜治腹痛
虚寒胀满用皆灵

十 导气汤 「医方集解」

寒疝痛用导气汤

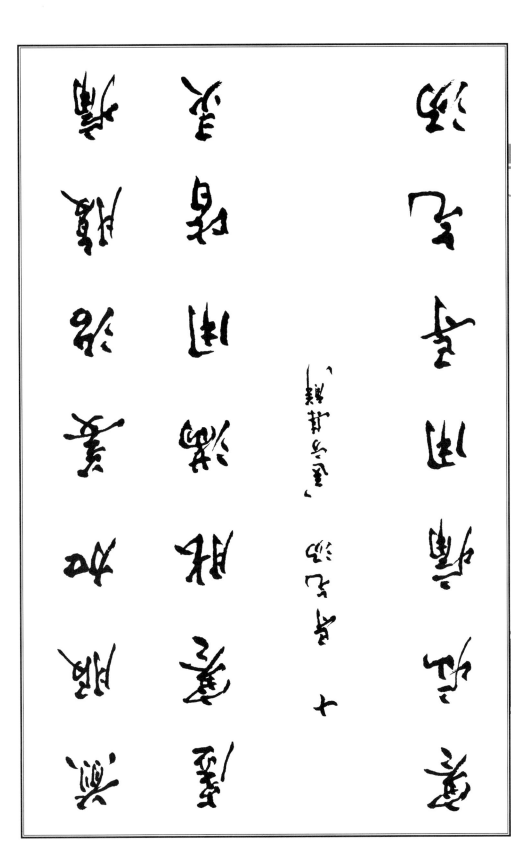

川楝茴香与木香
吴茱萸以长流水
散寒通气和小肠

十一 疝气汤「朱丹溪」

疝气方用荔枝核
栀子山楂枳壳益
再加吴萸入厥阴
长流水煎疝痛释

十二 橘核丸、五

橘核丸中川楝桂，
朴实延胡藻带昆，
桃仁二木酒糊合，

癫疝痛频盐酒吞

祛暑之剂

一 三物香薷饮「和剂局方」

三物香薷豆朴先

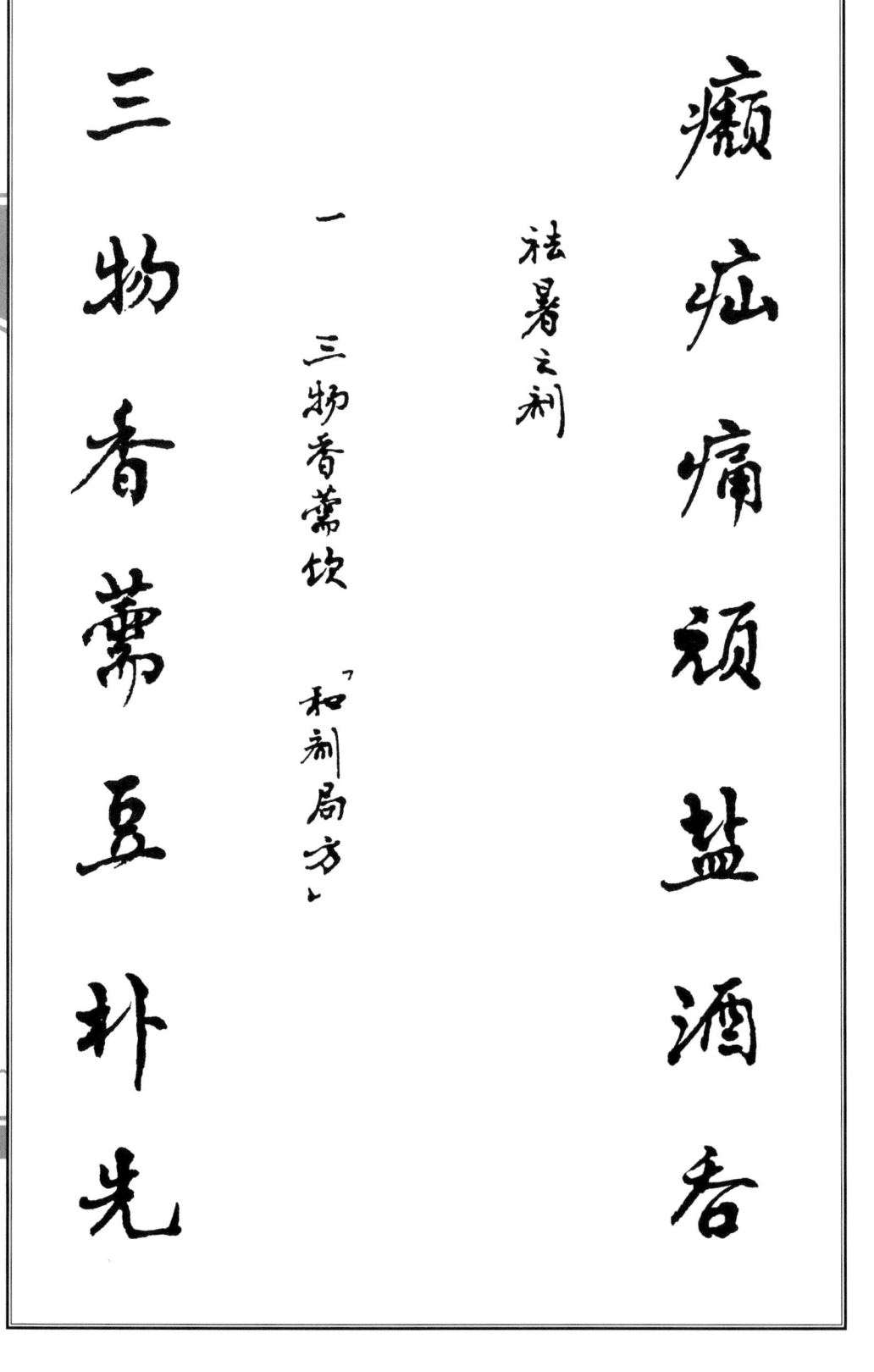

若云热盛加黄连
或加苓草名五物
利湿祛暑木瓜宣
再加参芪与陈术

兼治内伤十味全
二香合入香苏饮
仍有藿薷香葛传

二 清暑益气汤 （李东垣）

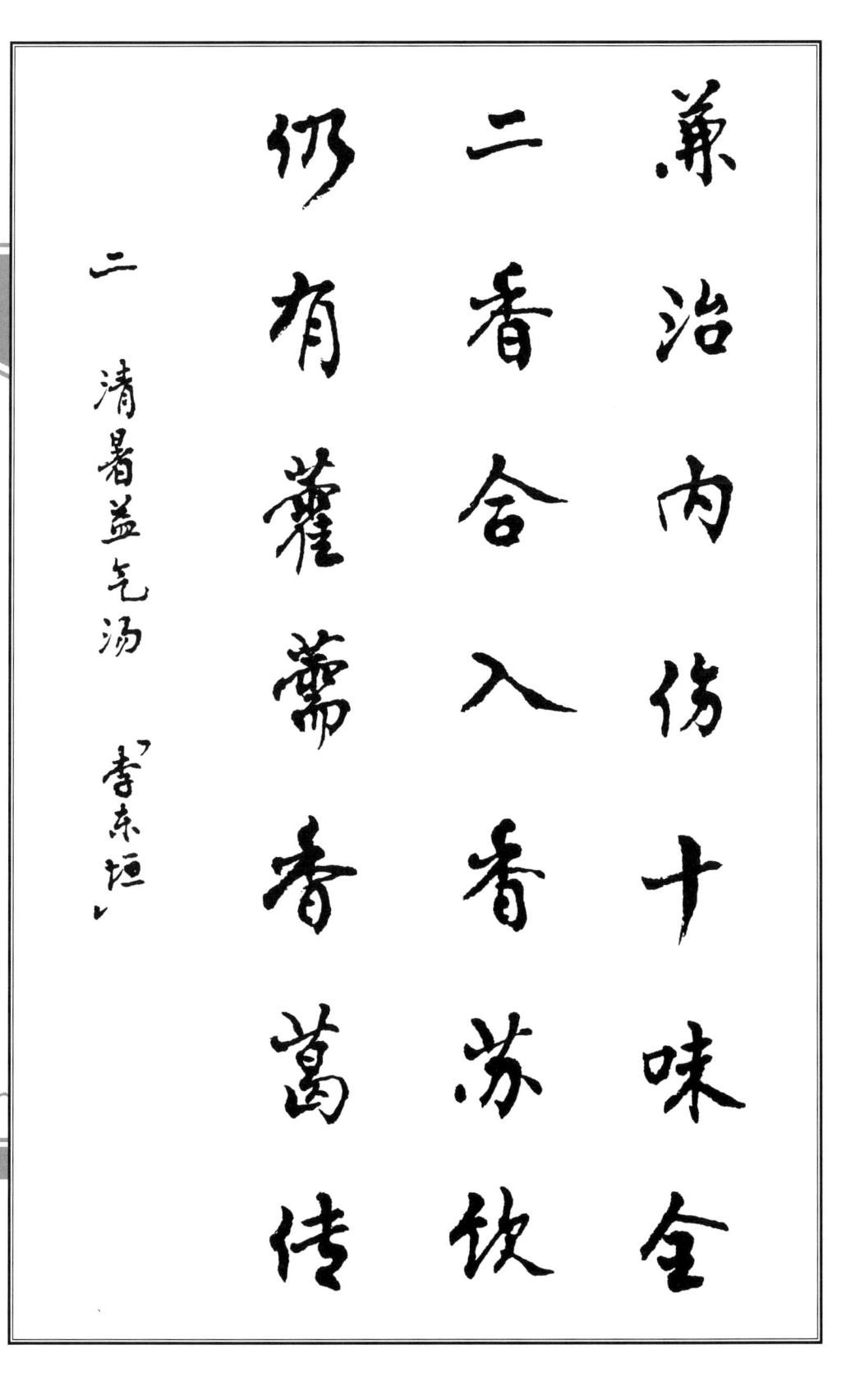

清暑益气参草芪
当归麦味青陈皮
曲柏葛根苍白术
升麻泽泻姜枣随

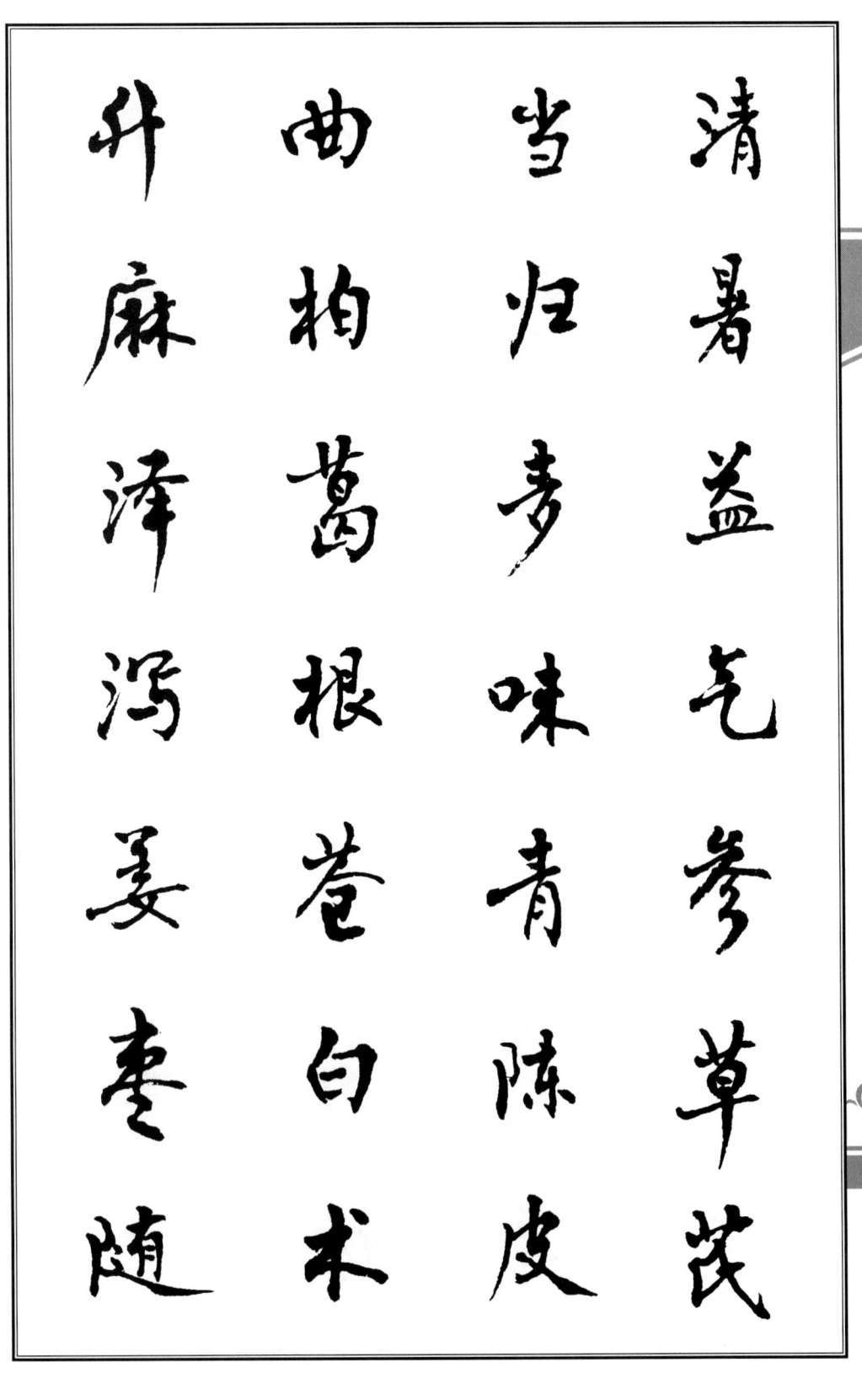

三 缩脾饮「和剂局方」

缩脾饮用清暑气

砂仁草果乌梅暨

甘草葛根扁豆加

吐泻烦渴温脾胃
古人治暑多用温
暑为阴证此所谓
大顺杏仁姜桂甘

散寒燥湿斯为贵

四 生脉散 「孙思邈」

生脉麦味与人参
保肺清心治暑淫

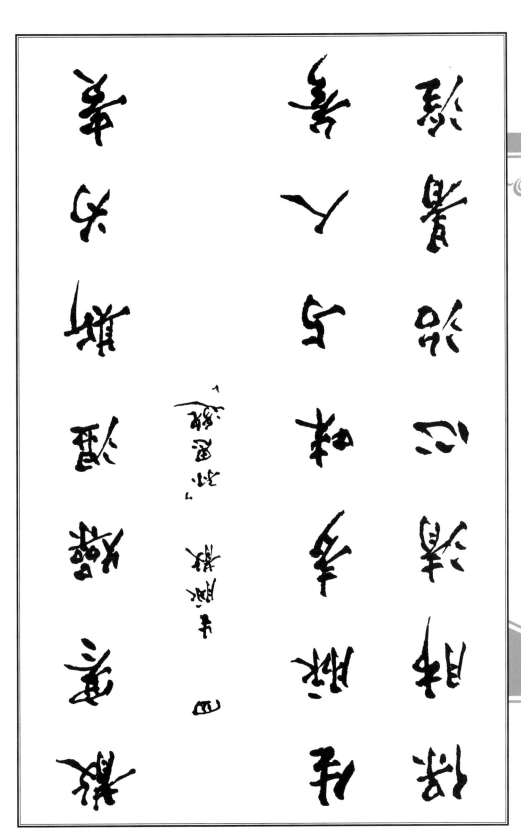

气少汗多兼口渴
病危脉绝急煎斟

五 六一散「刘河间」

六一滑石同甘草

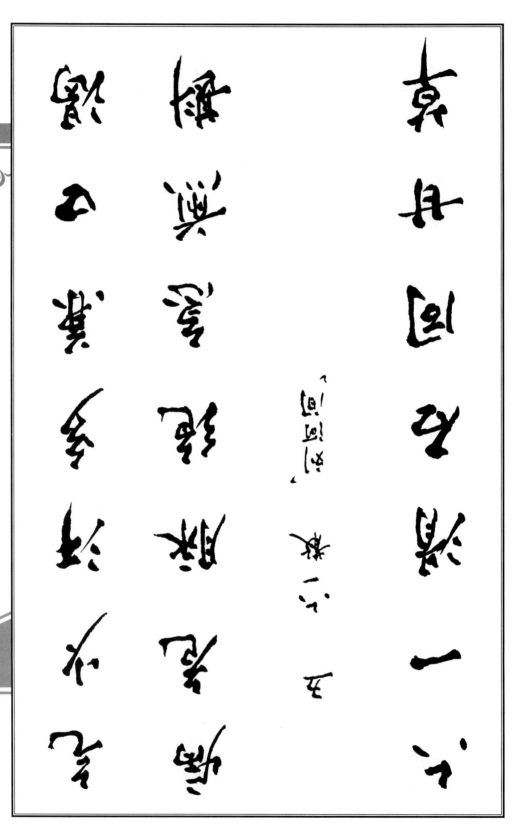

解肌行水兼清燥
统治表里及三焦
热渴暑烦泻痢保
益元碧玉与鸡苏

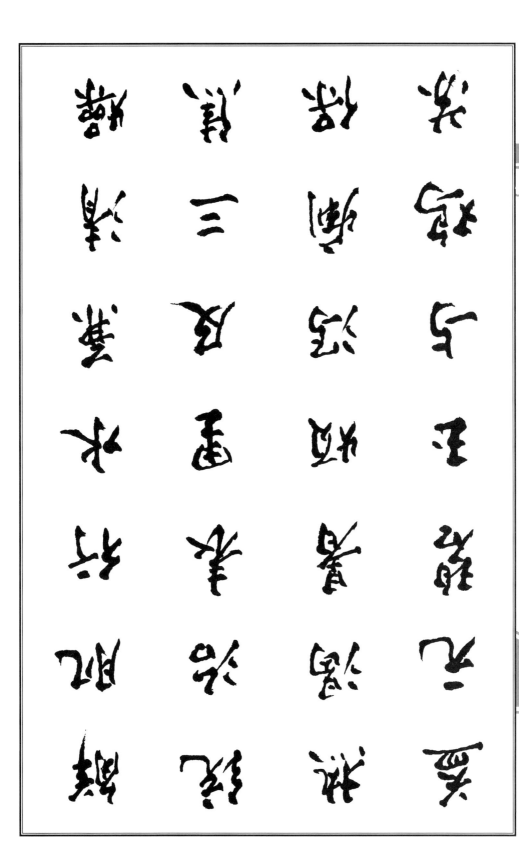

砂黛薄荷加之好

利湿之剂

一 五苓散「張仲景」

五苓散治蓄水证

白术泽泻猪茯苓
膀胱化气添官桂
利便消暑烦渴清
除桂名为四苓散

无汗但渴服之灵
猪苓汤除桂与术
加入阿胶滑石停
此为和湿兼泻热

疸黄便闭渴呕宁

二

小半夏加茯苓汤 「张仲景」

小半夏加茯苓汤

行水散痞有生姜

加桂除夏治悸厥
茯苓甘草汤名彰

三 肾着汤「张仲景」

肾着汤内用干姜

茯苓甘草白术襄
伤湿身痛与腰冷
亦名甘姜苓术汤
黄芪防己除姜茯

术甘姜枣共煎尝
此治风水与诸湿
身重汗出服之良

四　舟车丸（刘河间）

舟车牵牛及大黄
遂戟芫花又木香
青皮橘皮加轻粉
燥实阳水却相当

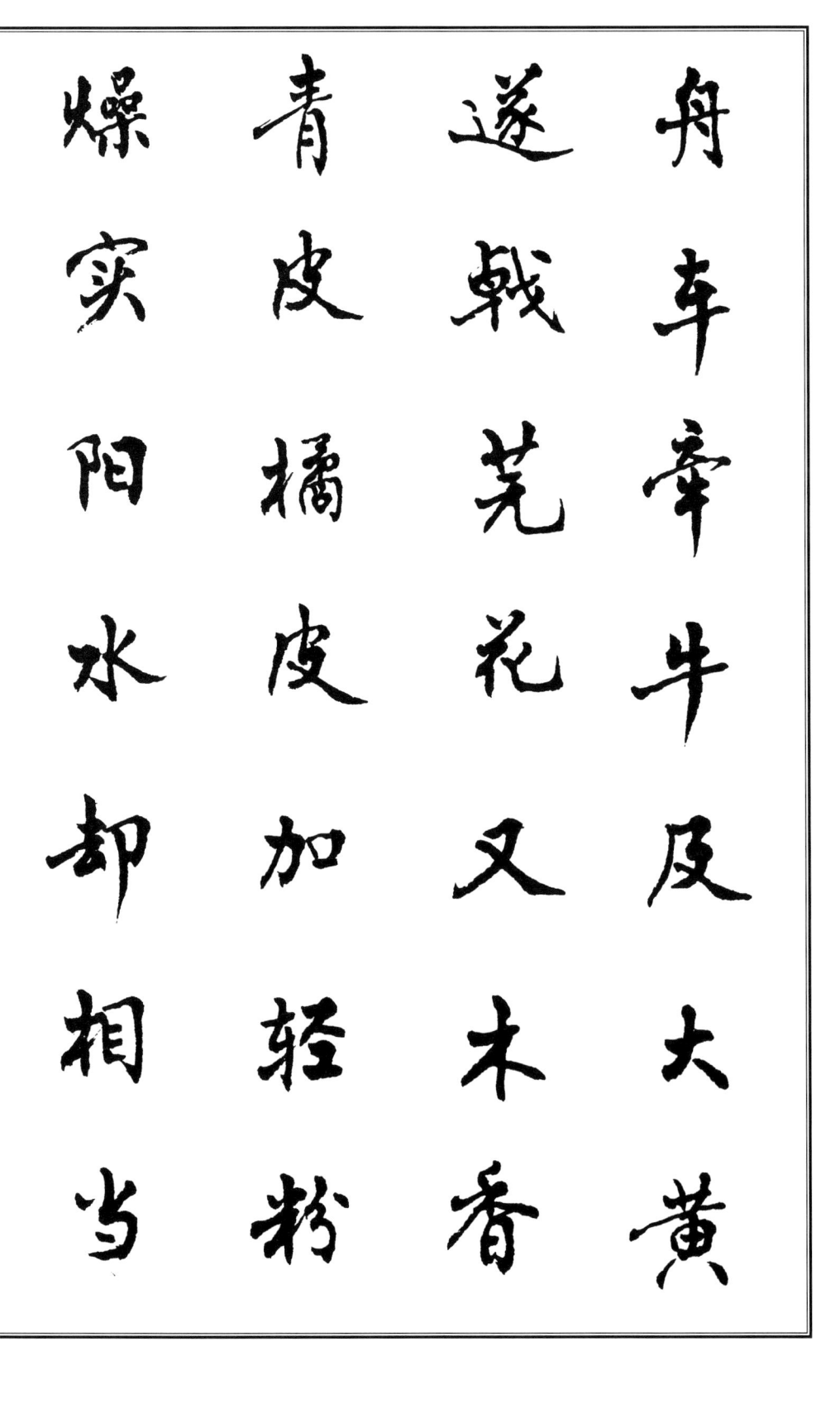

五 疏凿饮子「张子和」

疏凿槟榔及商陆
苓皮椒目同大腹
赤豆羌光木通泻

煎姜皮阳水服

六、实脾饮「专用和」

实脾苓术与木瓜

甘草木香大腹加

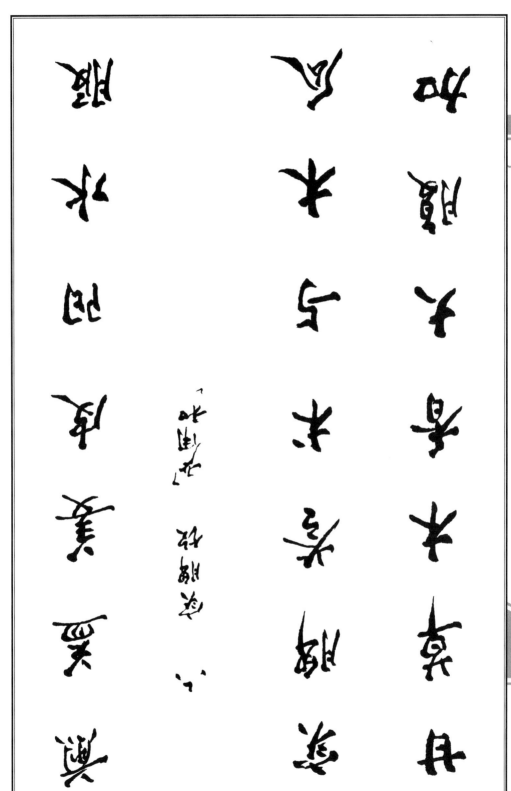

草果姜附兼厚朴
虚寒阴水效堪夸

七、五皮饮（华佗）

五皮饮用五般皮

陈腹姜桑大腹奇
或用五加易桑白
脾虚肤胀此方宜

八 羌活胜湿汤（和剂局方）

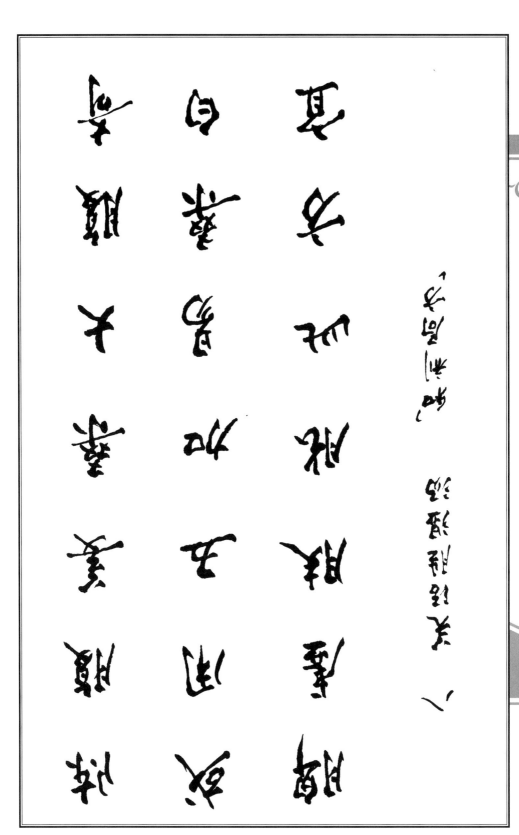

羌活胜湿羌独芎
甘蔓藁本与防风
湿气在表头腰重
发汗升阳有异功

风能胜湿升能降
不与行水渗湿同
若除独活芎蔓草
除湿升麻苍术充

九　大橘皮汤「奇效良方」

大橘皮汤治湿热
五苓六一二方缀
陈皮木香槟榔增

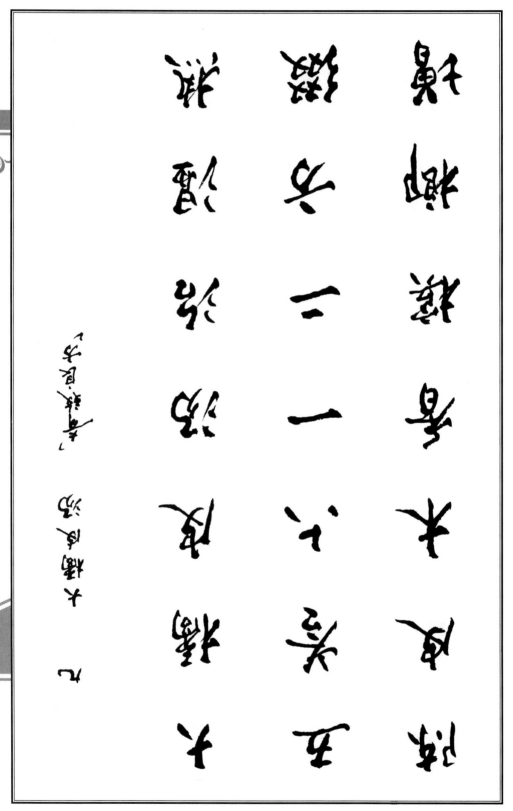

能消水肿及泄泻

十 茵陈蒿汤（张仲景）

茵陈蒿汤治疸黄
阴阳寒热细推详

阳黄栀子大黄入
阴黄附子与干姜
亦有不用茵陈者
仲景栀子柏皮汤

十一 八正散 「和剂局方」

八正木通与车前
萹蓄大黄滑石研
草梢瞿麦兼栀子

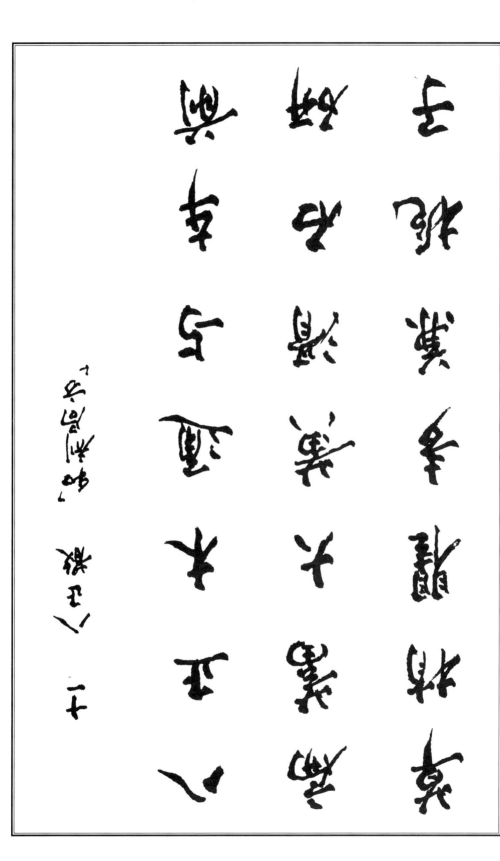

煎加灯草痛淋蠲

十二 萆薢分清饮 杨士瀛

萆薢分清石菖蒲

草梢乌药益智俱

或益茯苓盐煎服，
通心固肾浊精驱。
缩泉益智同乌药，
山药糊丸便数需。

十三 当归拈痛汤 （李东垣）

当归拈痛羌防升，猪泽茵陈芩葛朋，二术苦参知母草

湿热疮疡服皆应

润燥之剂

一 炙甘草汤 「张仲景」

炙甘草汤参姜桂

麦冬生地大麻仁
大枣阿胶加酒服
虚劳肺痿效如神

二 滋燥养营汤「赤水玄珠」

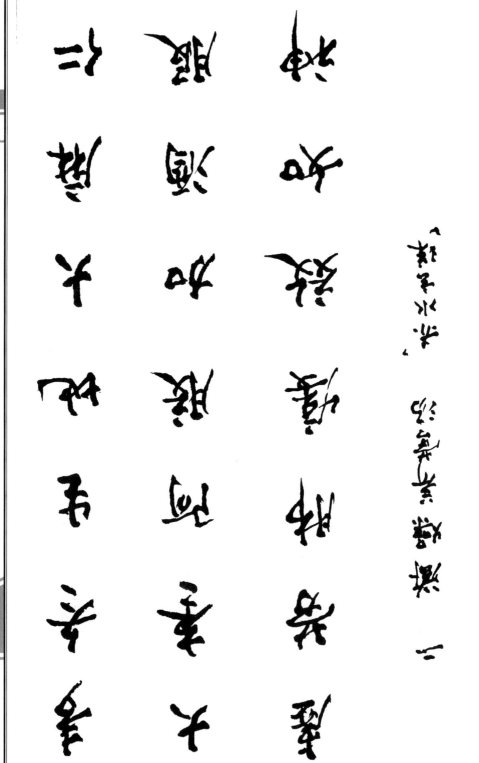

滋燥养营两地黄
芩甘归芍及艽防
爪枯肤燥兼风秘
火燥金伤血液亡

三 活血润燥生津散「朱丹溪」

活血润燥生津散
二冬熟地兼瓜蒌
桃仁红花及归芍

利秘泽枯善通幽

四 韭汁牛乳饮「朱丹溪」

韭汁牛乳反胃滋

养营散瘀润肠奇

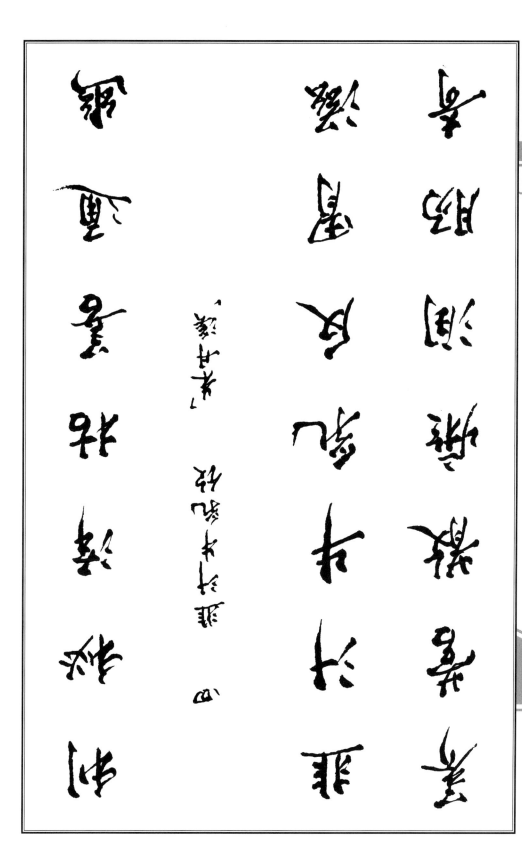

五汁安中姜梨藕
三般加入用随意

五 润肠丸 「李东垣」

润肠丸用归尾羌

桃仁麻仁及大黄
或加羌防皂角子
风秘血秘善通肠

六、通幽汤（李东垣）

通幽汤中二地俱
桃仁红花归草濡
升麻升清以降浊
噎塞便秘此方需

有加麻仁大黄者
当归润肠汤名殊

七 搜风顺气丸 「太平圣惠方」

搜风顺气大黄蒸

郁李麻仁山药增
防独车前及槟枳
菟丝牛膝山茱仍
中风风秘及气秘

肠风下血总堪凭

八 消渴方 （朱丹溪）

消渴方中花粉连
藕汁地汁牛乳研

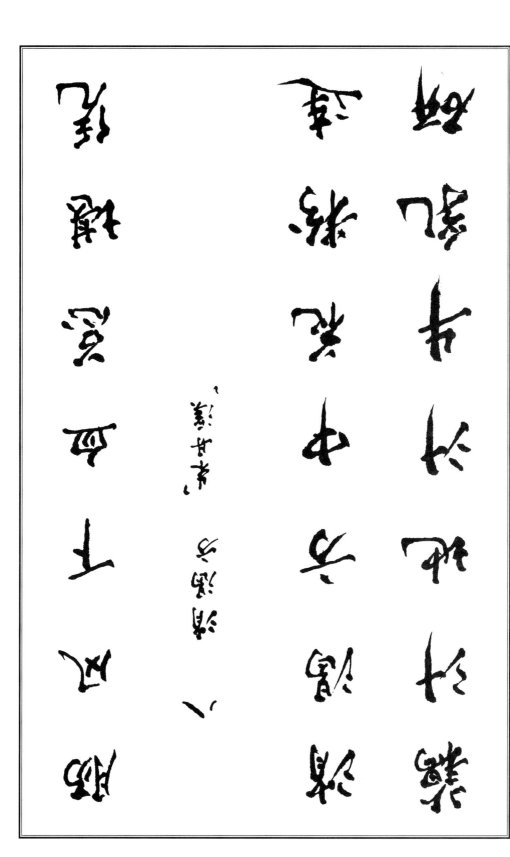

或加姜蜜为膏服
泻火生津益血痊

九　白茯苓丸「王肯堂」

白茯苓丸治肾消

花粉黄连萆薢调
二参熟地复盆子
石斛蛇床腽肭要

十 猪肾荠苨汤 （孙思邈）

猪肾荠苨参茯神，
知芩葛草石膏固，
磁石天花同黑豆，
强中消渴此方珍。

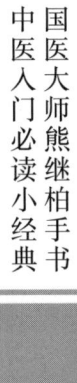

十一 地黄饮子 「简易方」

地黄饮子参芪草
二地二冬枳实炒
枇杷石斛与泽泻

生精补血又润燥

十二 酥蜜膏酒（孙思邈）

酥蜜膏酒用饴糖

二汁百部及生姜

杏枣补脾兼润肺
声嘶气惫酒咽尝

十三 清燥汤 （李东垣）

清燥二术与黄芪

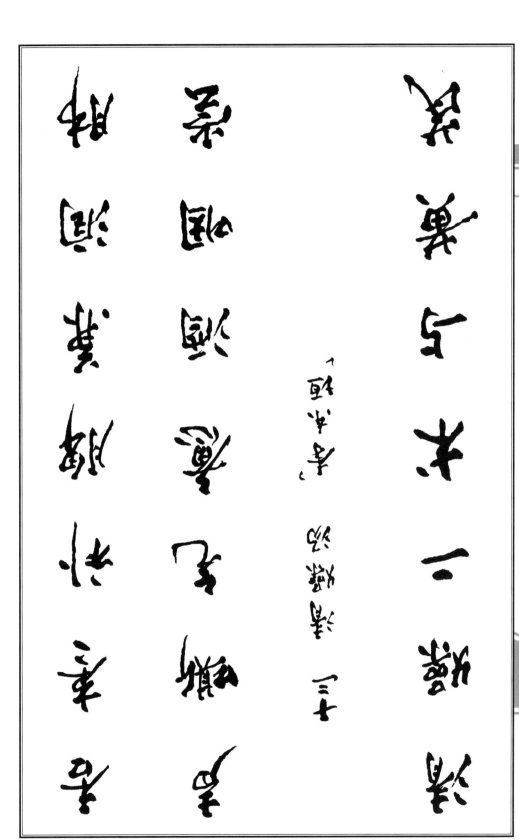

参苓连柏草陈皮
猪泽升柴五味曲
麦冬归地痿方推

泻火之剂

一 黄连解毒汤 「孙思邈」

黄连解毒汤四味
黄柏黄芩栀子备
躁狂大热呕不眠

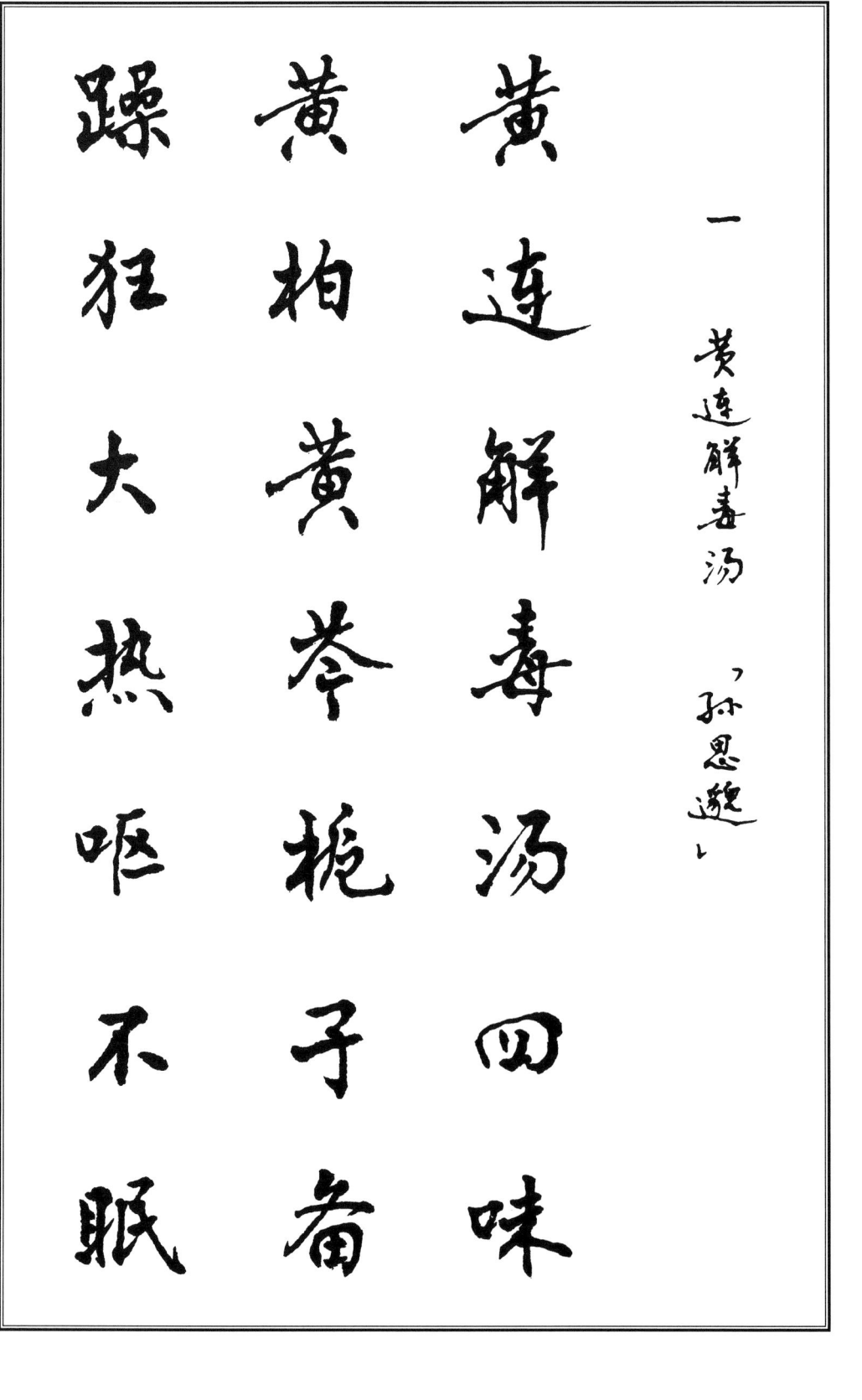

吐衄斑黄均可去
若云三黄石膏汤
再加麻黄及淡豉
栀子金花加大黄

润肠泻热真堪倚

二 附子泻心汤（张仲景）

附子泻心用三黄

寒加热药以维阳

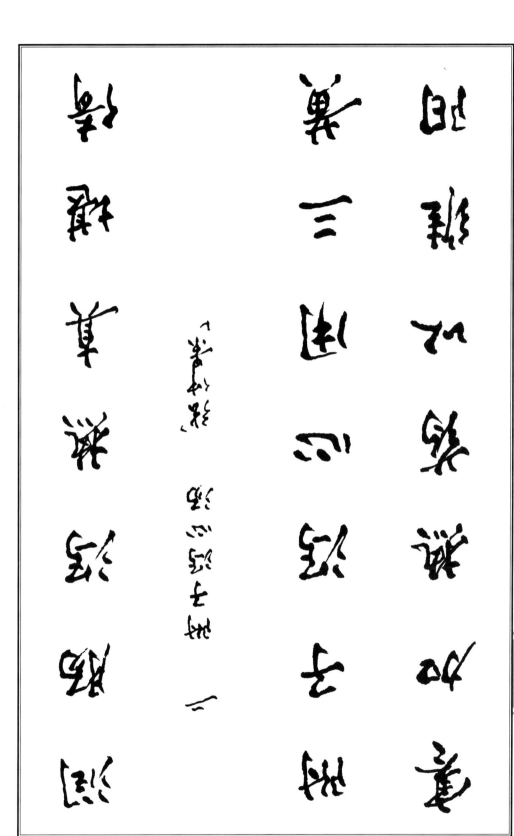

痞乃热邪寒药治
恶寒加附治相当
大黄附子汤同意
温药下之妙异常

三 半夏泻心汤 （张仲景）

半夏泻心黄连芩
干姜甘草与人参
大枣和之治虚痞

法在降阳而和阴

四 白虎汤 张仲景

白虎汤用石膏偎
知母甘草粳米陪

亦有加入人参者
舌生白苔苍术随

五　竹叶石膏汤「张仲景」

竹叶石膏汤人参

麦冬半夏竹叶灵
甘草生姜兼粳米
暑烦热渴脉虚寻

六 升阳散火汤（李东垣）

升阳散火葛升柴
羌独防风参芍侪
生炙二草加姜枣
阳经火郁发之佳

七 凉膈散 「和剂局方」

凉膈硝黄栀子翘
黄芩甘草薄荷饶
竹叶蜜煎疗膈上

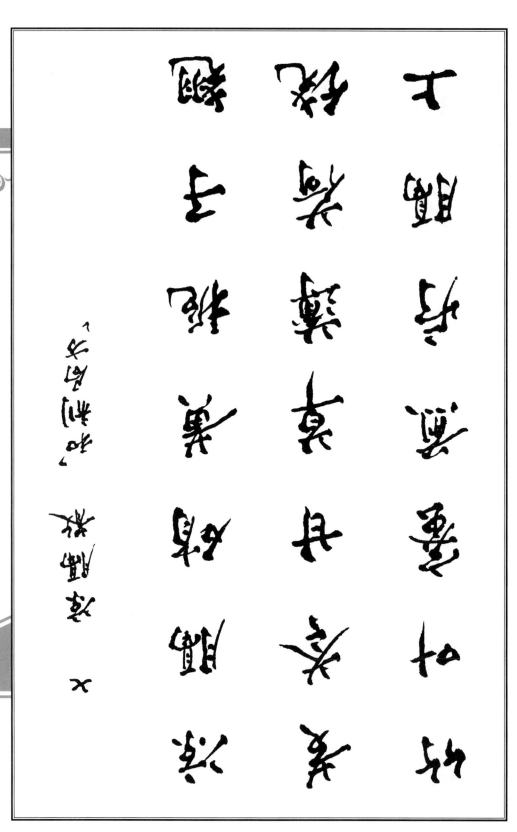

中焦燥实服之消

八、清心莲子饮（《和剂局方》）

清心莲子石莲参
地骨柴胡赤茯苓

茯草麦冬车前子
躁烦消渴及崩淋

九 甘露饮 「和剂局方」

甘露两地与茵陈

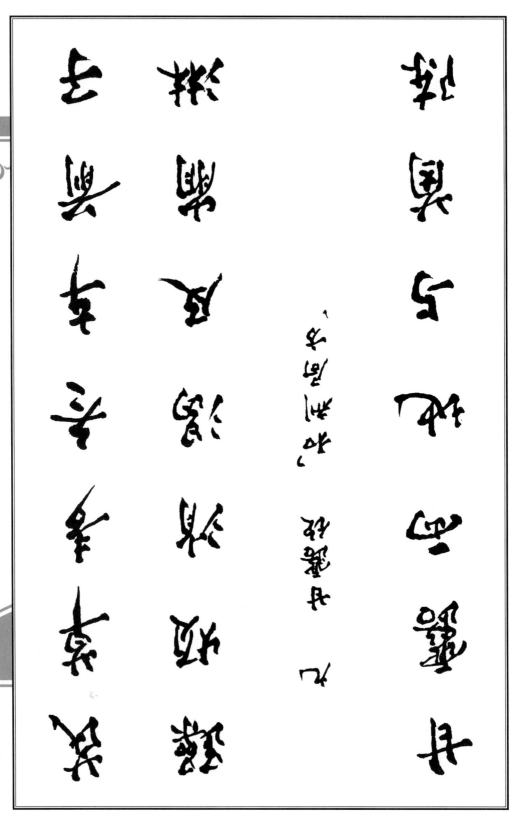

芩枳枇杷石斛伦，
甘草二冬平胃热，
桂苓犀角可加均。

十 清胃散「李东垣」

清胃散用升麻连
当归生地牡丹全
或益石膏平胃热
口疮吐衄及牙宣

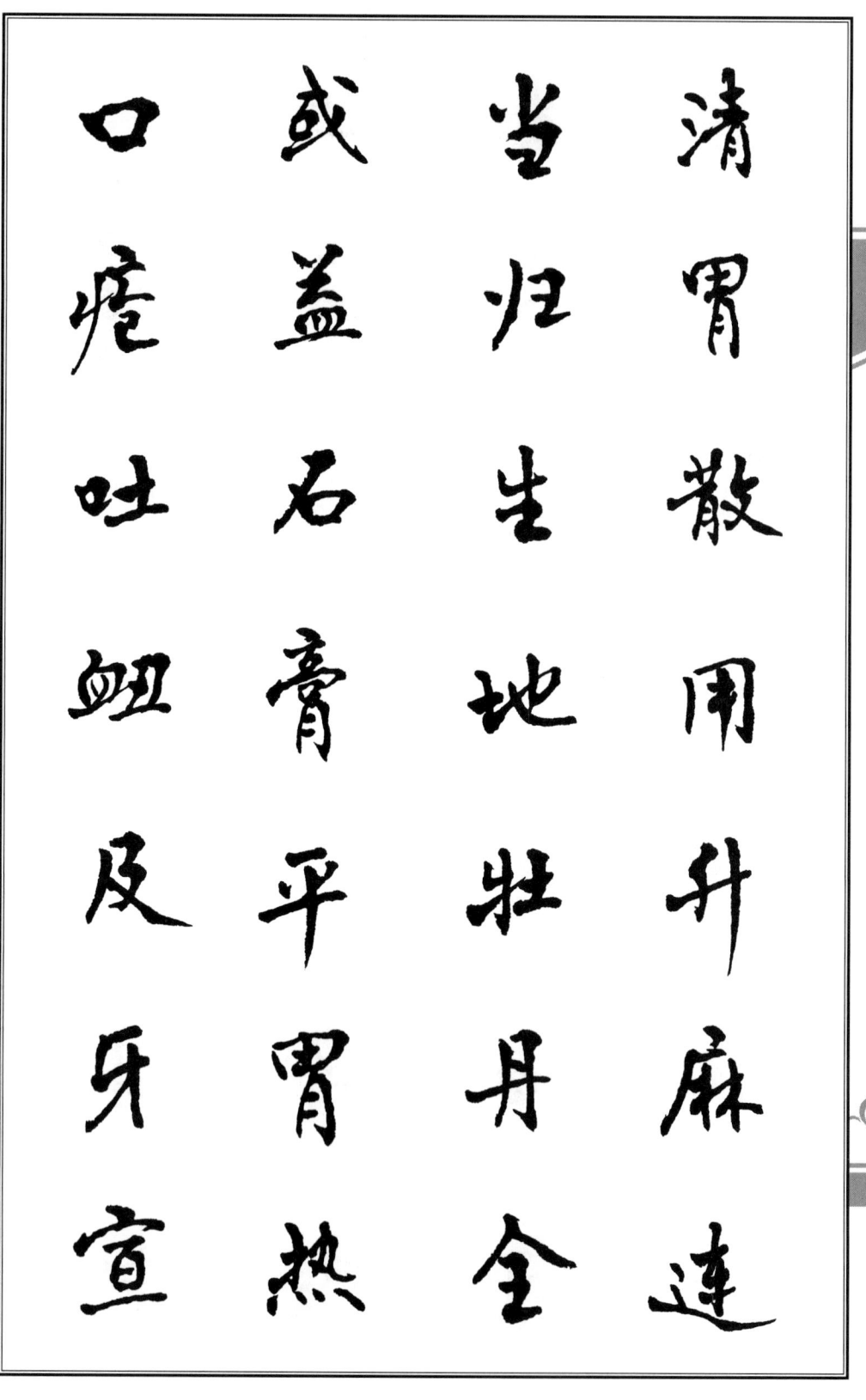

十一 泻黄散

「小儿药证直诀」

泻黄甘草与防风
石膏栀子藿香充
炒香蜜酒调和服

胃热口疮并见功

十二 泻白散（钱乙）

泻白桑皮地骨皮
甘草粳米四般宜

参茯知芩皆可入
肺炎喘促此方奇

十三 泻青丸 钱乙

泻青丸用龙胆栀

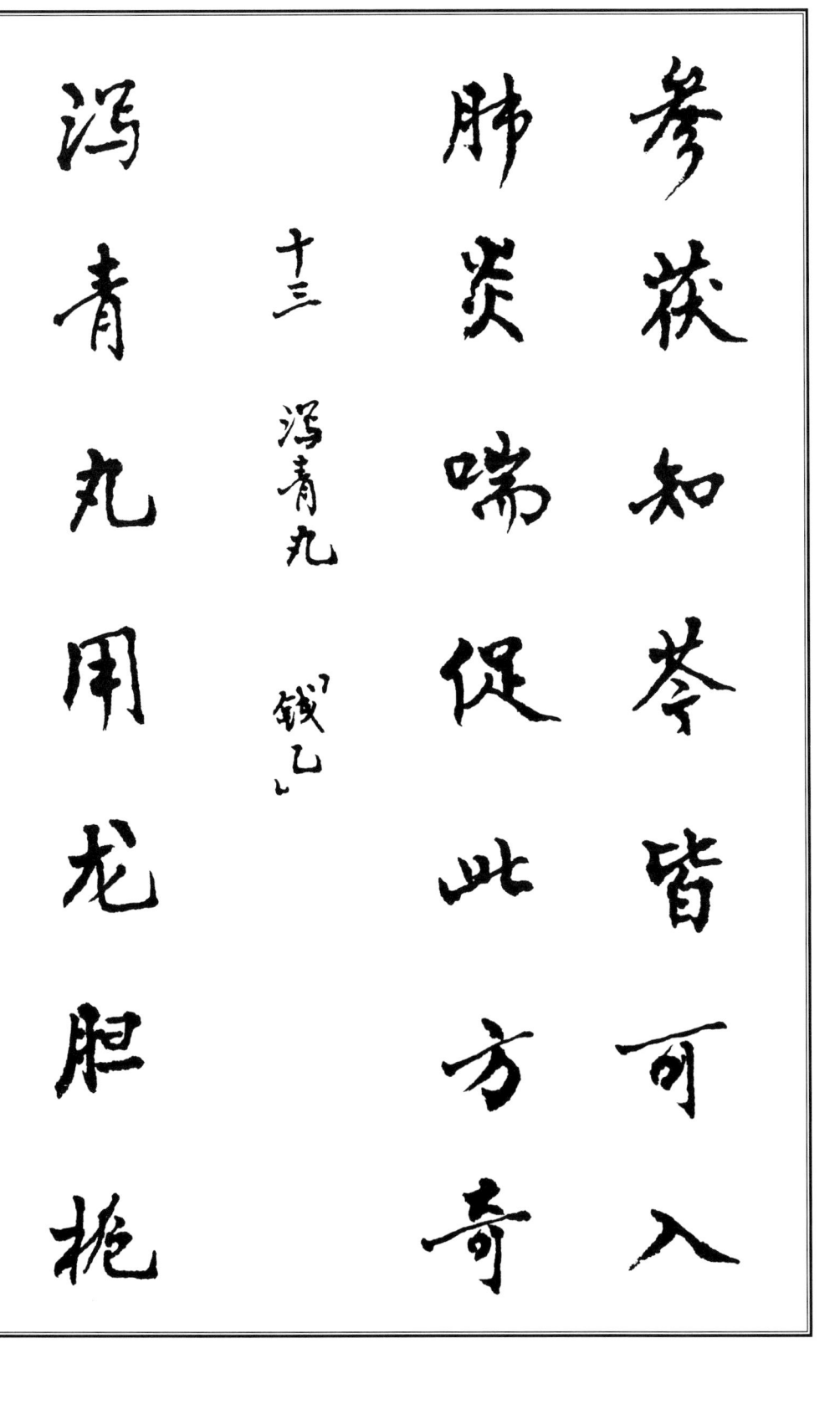

下行泻火大黄资
羌防升上芎归润
火郁肝经宜用斯

十四　龙胆泻肝汤《和剂局方》

龙胆泻肝栀芩柴
生地车前泽泻偕
木通甘草当归合
肝经湿热力能排

十五 当归芦荟丸 「刘河间」

当归芦荟用四黄
龙胆芦荟木麝香
黑栀青黛姜汤下

一切肝火尽能攘

十六 左金丸 「朱丹溪」

左金茱连六一丸
肝经火郁吐吞酸

再加芍药名戊己
热泻热痢服之安
连附六一治胃痛
寒因热用理一般

十七 导赤散 「钱乙」

导赤生地与木通
草梢竹叶四般攻
口糜淋痛小肠火

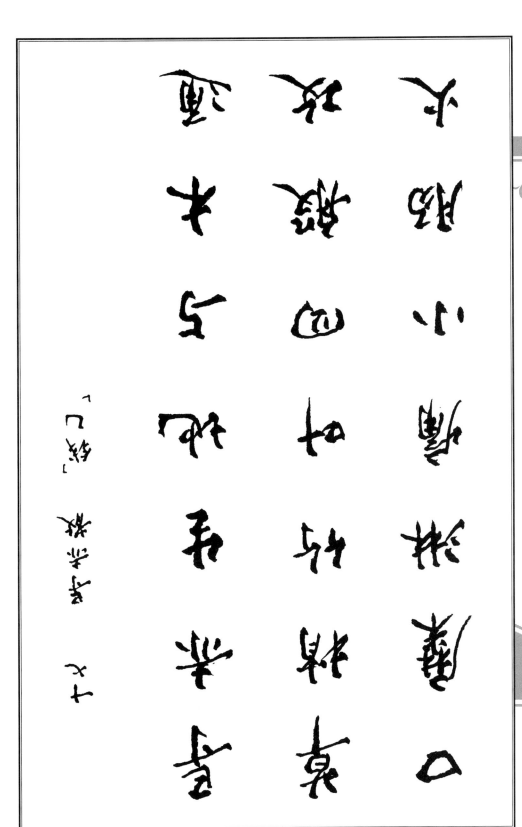

引热同归小便中

十八 清骨散 「证治准绳」

清骨散用银柴胡
胡连秦艽鳖甲符

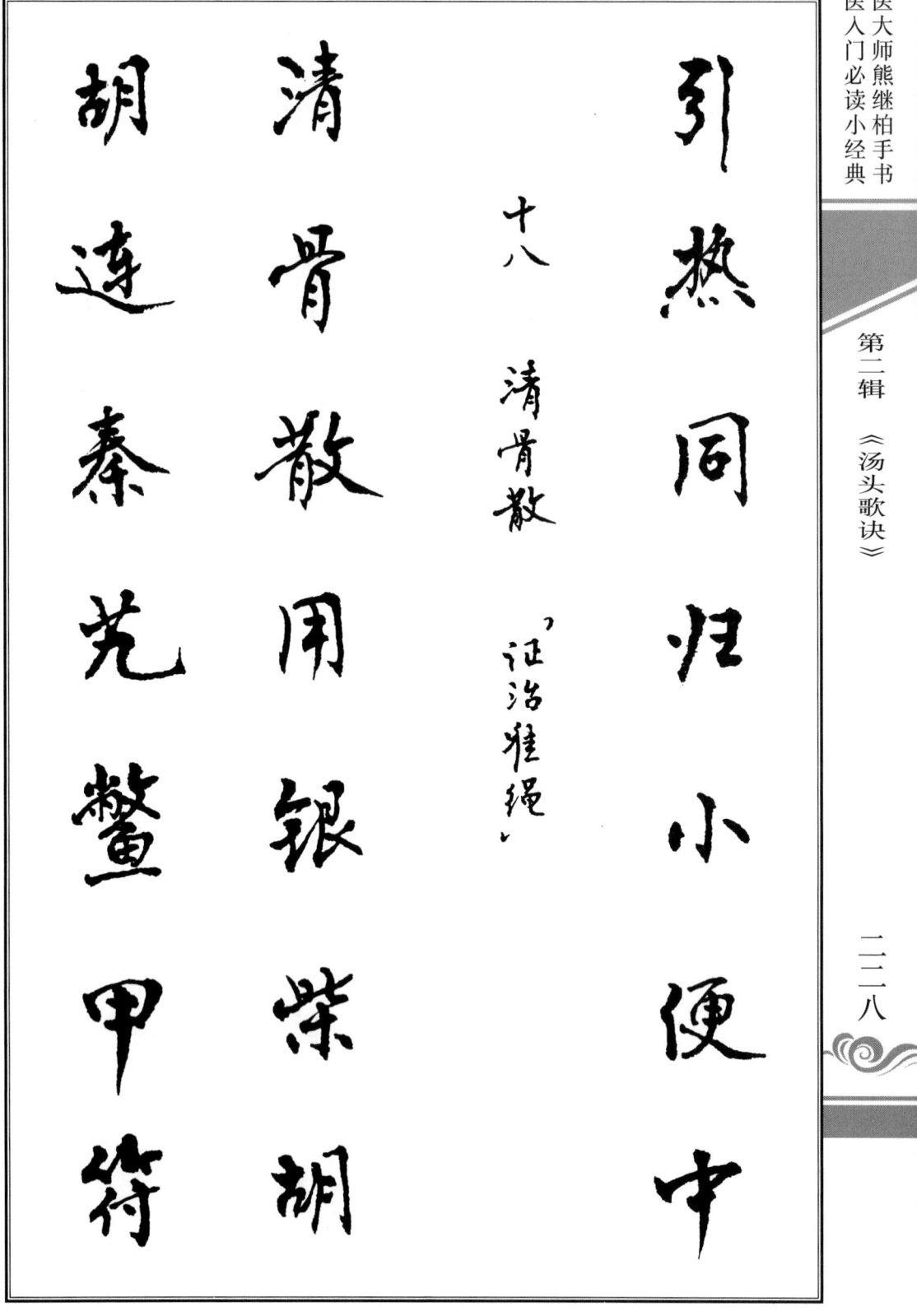

地骨青蒿知母草
骨蒸劳热保无虞

十九 普济消毒饮「李东垣」

普济消毒芩连鼠

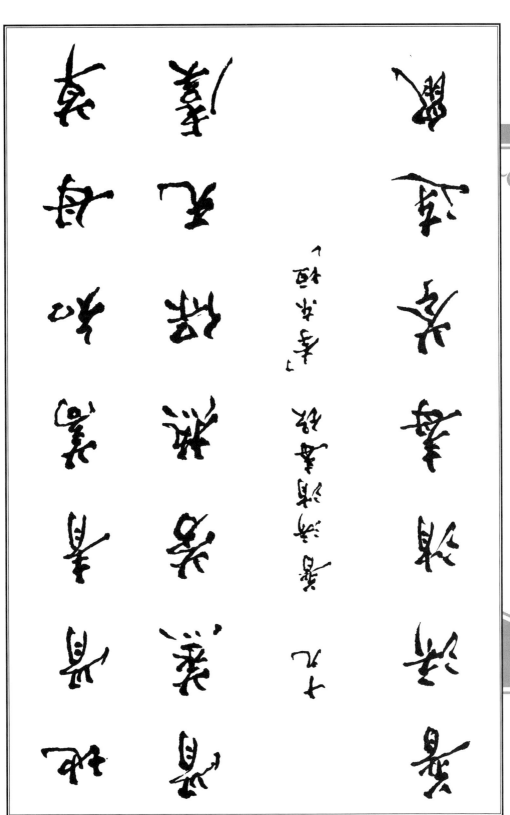

玄参甘桔蓝根侣
升柴马勃连翘陈
僵蚕薄荷为末咀
或加人参及大黄

大头天行力能御

二十 清震汤（刘河间）

清震汤治雷头风

升麻苍术两般充

荷叶一枚升胃气
邪从上散不传中

二十一 桔梗汤 「亚用和」

桔梗汤中用防己

桑皮贝母瓜蒌子
甘桔当归薏杏仁
黄芪百合姜煎此
肺痈吐脓或咽干

便秘大黄可加使

二十二 清咽太平丸「验方」

清咽太平薄荷芎
柿霜甘桔与防风

犀角蜜丸治肠热，
早间咯血频常红。

二十三 消斑青黛饮（陶节庵）

消斑青黛栀连犀，

知母玄参生地齐
石膏柴胡人参草
便实去参大黄踦
姜枣煎加一匙醋

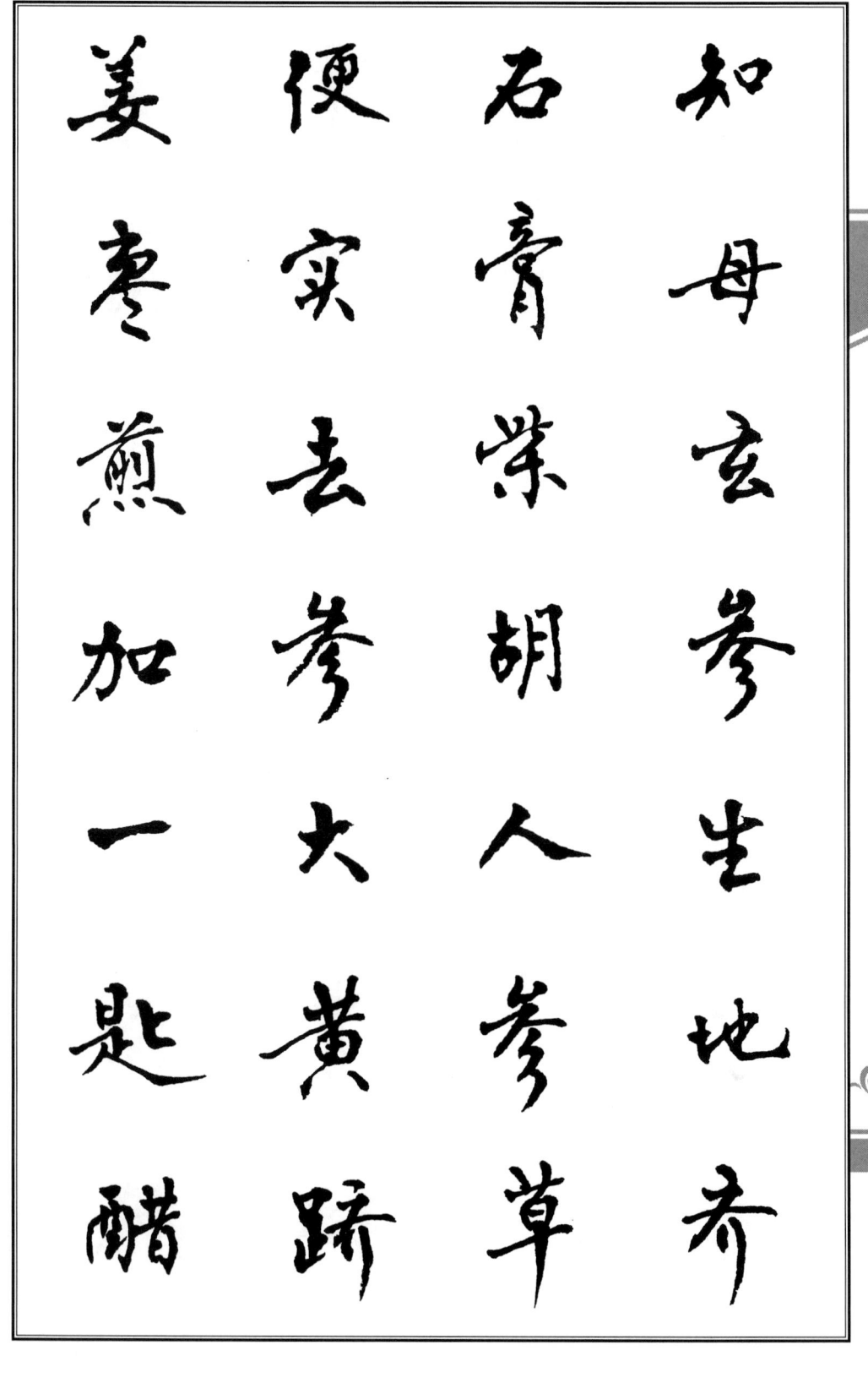

阳邪里实此方稽

二十四 辛夷散 「平用和」

辛夷散内藁防风
白芷升麻与木通

芎细甘草茶调服

鼻生瘜肉此方攻

二十五 苍耳散 「陈无择」

苍耳散中用薄荷

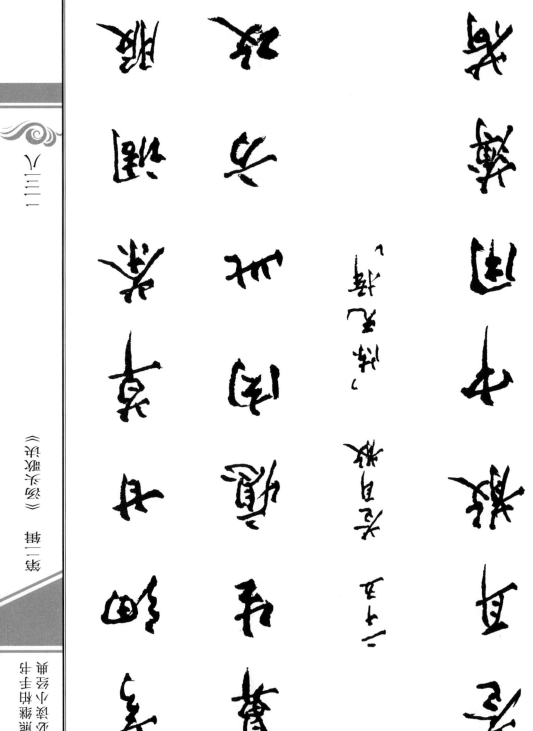

辛夷白芷四般和
葱茶调服疏肝肺
清升浊降鼻渊痊

二十六 妙香散 「王荆公」

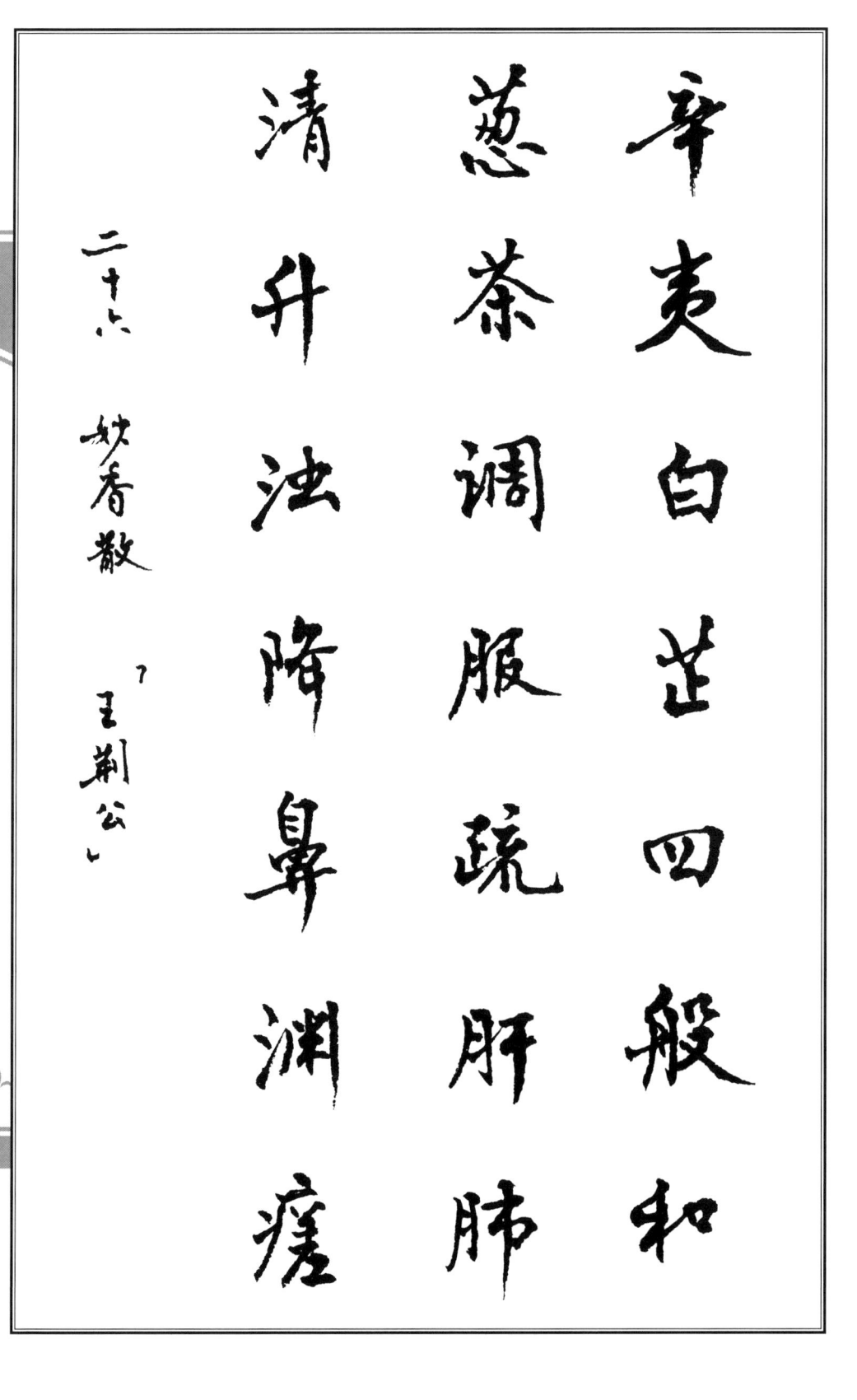

妙香山药与参芪，
甘桔二茯远志随，
少佐辰砂木香麝，
惊悸郁结梦中遗。

除痰之剂

一 二陈汤「和剂局方」

二陈汤用半夏陈
益以甘草和茯苓

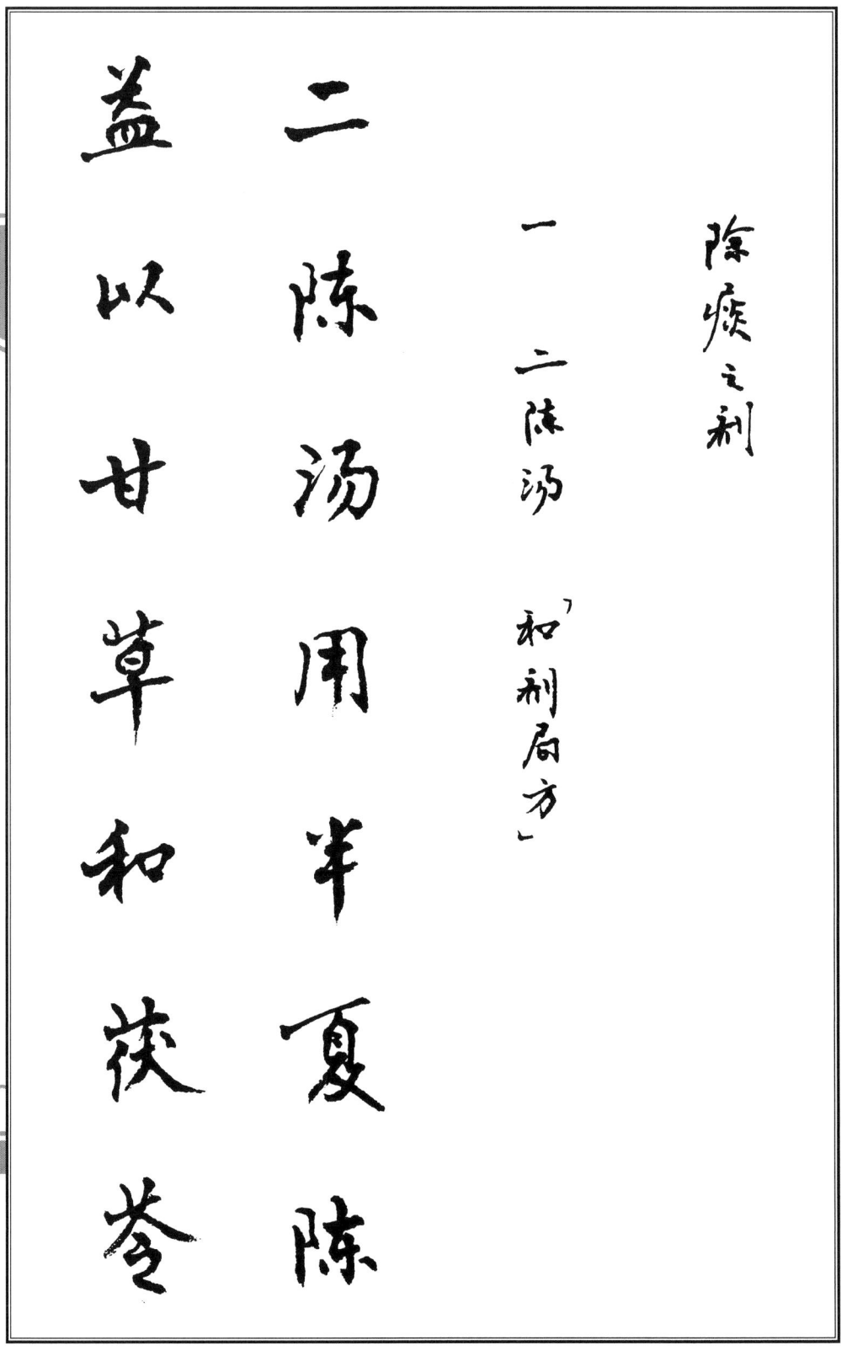

利气调中兼去湿
一切痰饮此为珍
导痰汤内加星枳
顽痰胶固力能驯

若加竹茹与枳实
汤名温胆可宁神

二 涤痰汤「严用和」

涤痰汤用半夏星

甘草橘红参茯苓
竹茹葛蒲兼枳实
痰迷舌强服之醒

三 青州白丸子 「和剂局方」

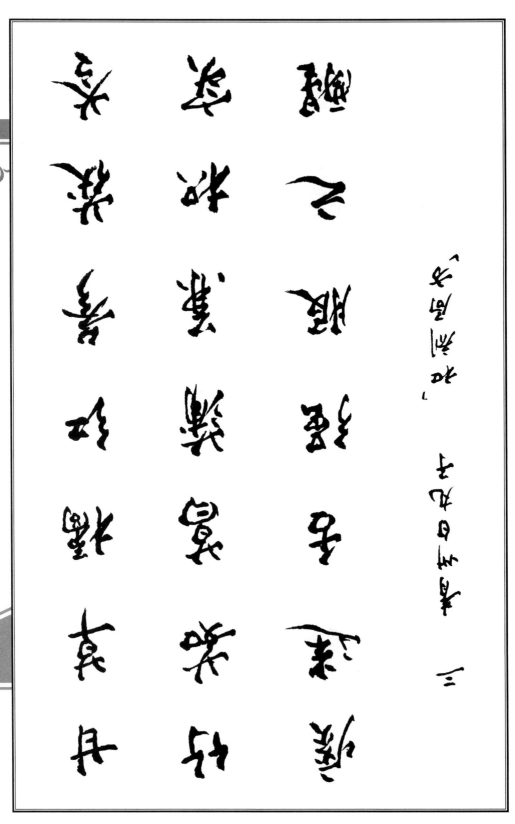

青州白丸星夏并
白附川乌俱闲生
晒露糊丸姜薄引
风痰瘫痪小儿惊

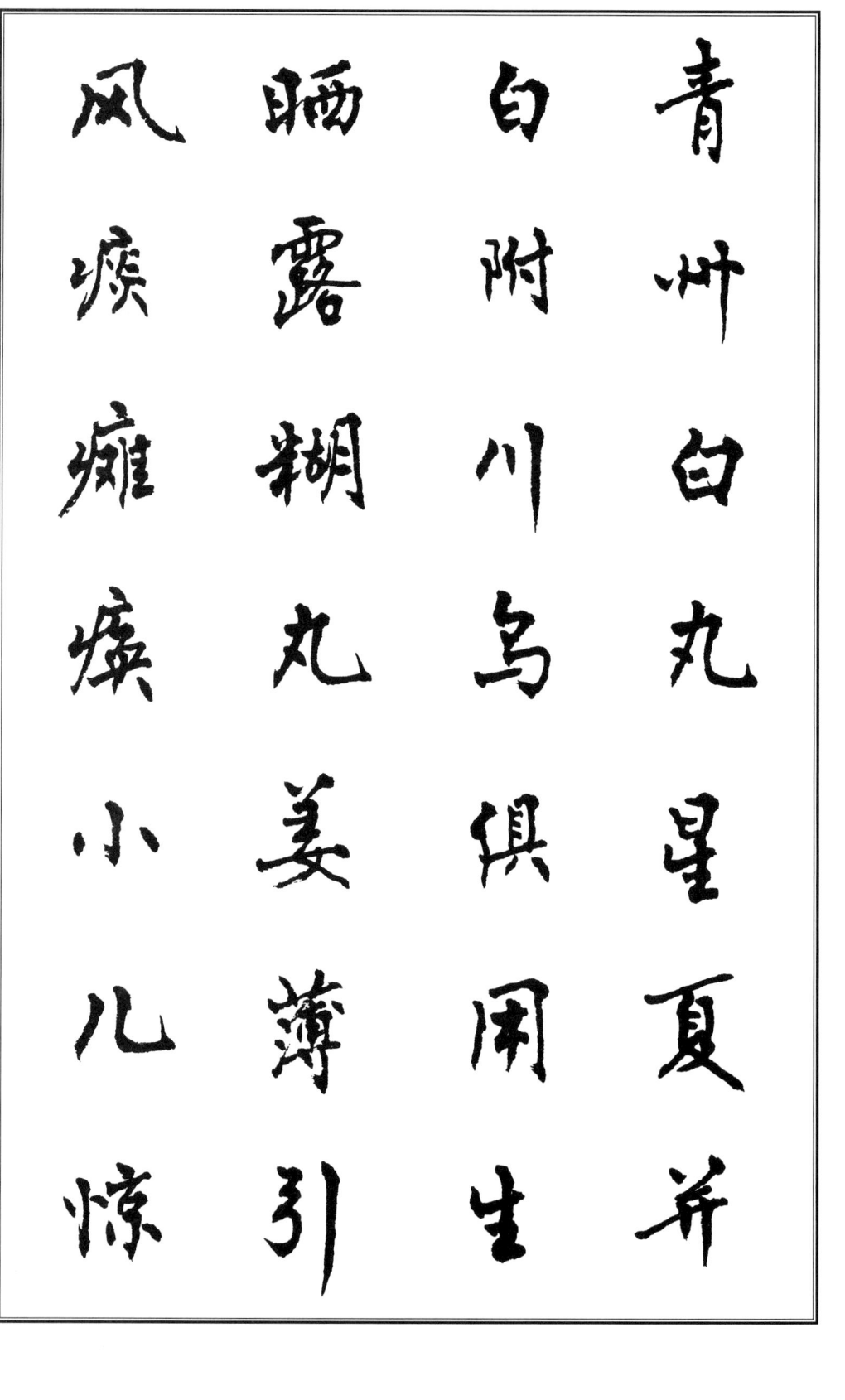

四 清气化痰丸 「医方考」

清气化痰星夏橘
杏仁枳实瓜蒌实
芩苓姜汁为糊丸

气顺火消痰自失

五 顺气消食化痰丸 「沙图穆苏」

顺气消食化痰丸
青陈星夏菔苏攒

曲麦山楂葛杏附
蒸饼为糊姜汁持

八、礞石滚痰丸 「王隐君」

滚痰丸用青礞石

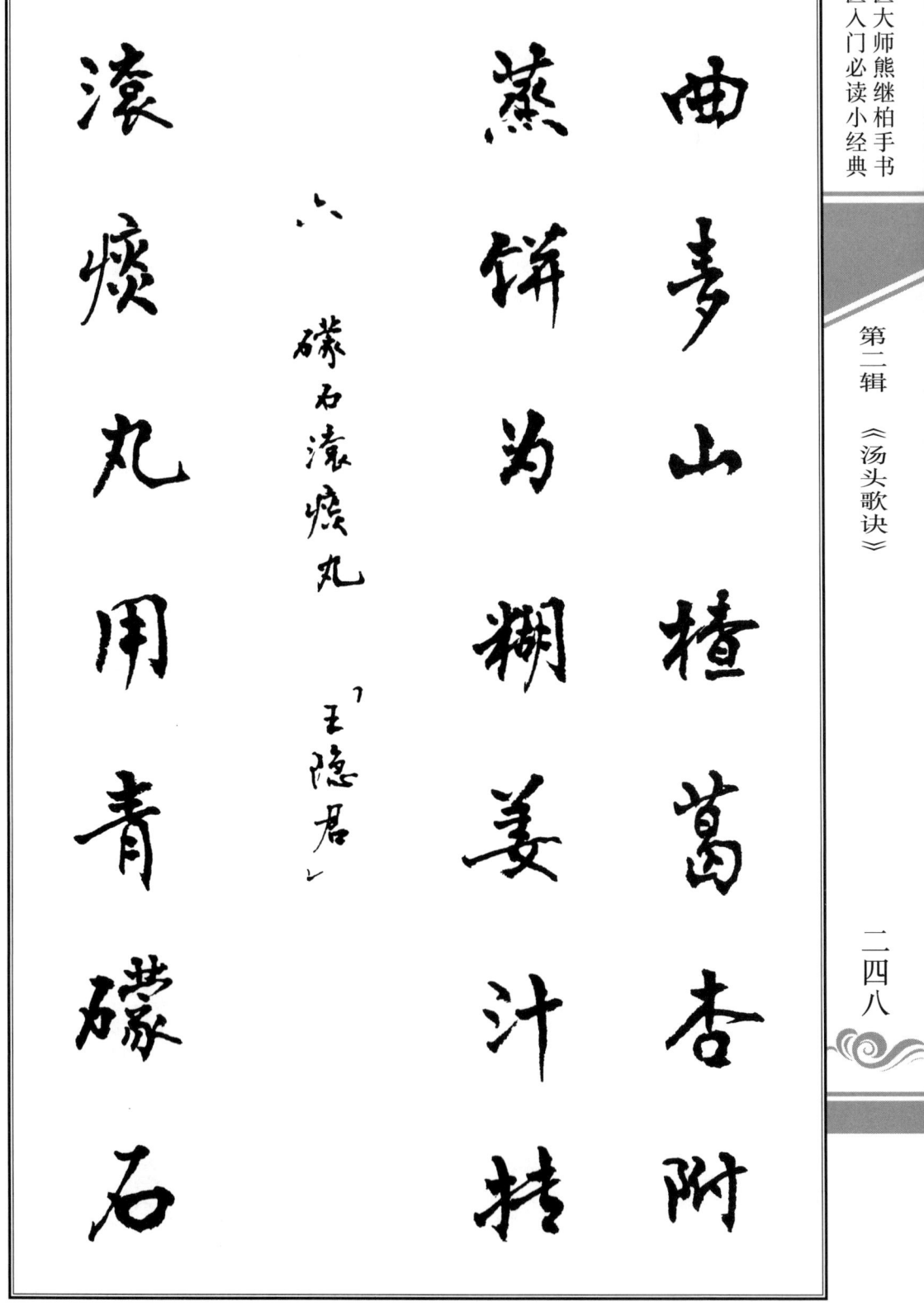

大黄黄芩沉水香
百病多因痰作祟
顽痰怪症力能匡

七　金沸草散（朱肱）

金沸草散前胡辛
半夏荆甘赤茯因
煎加姜枣除痰嗽
肺感风寒头目颦

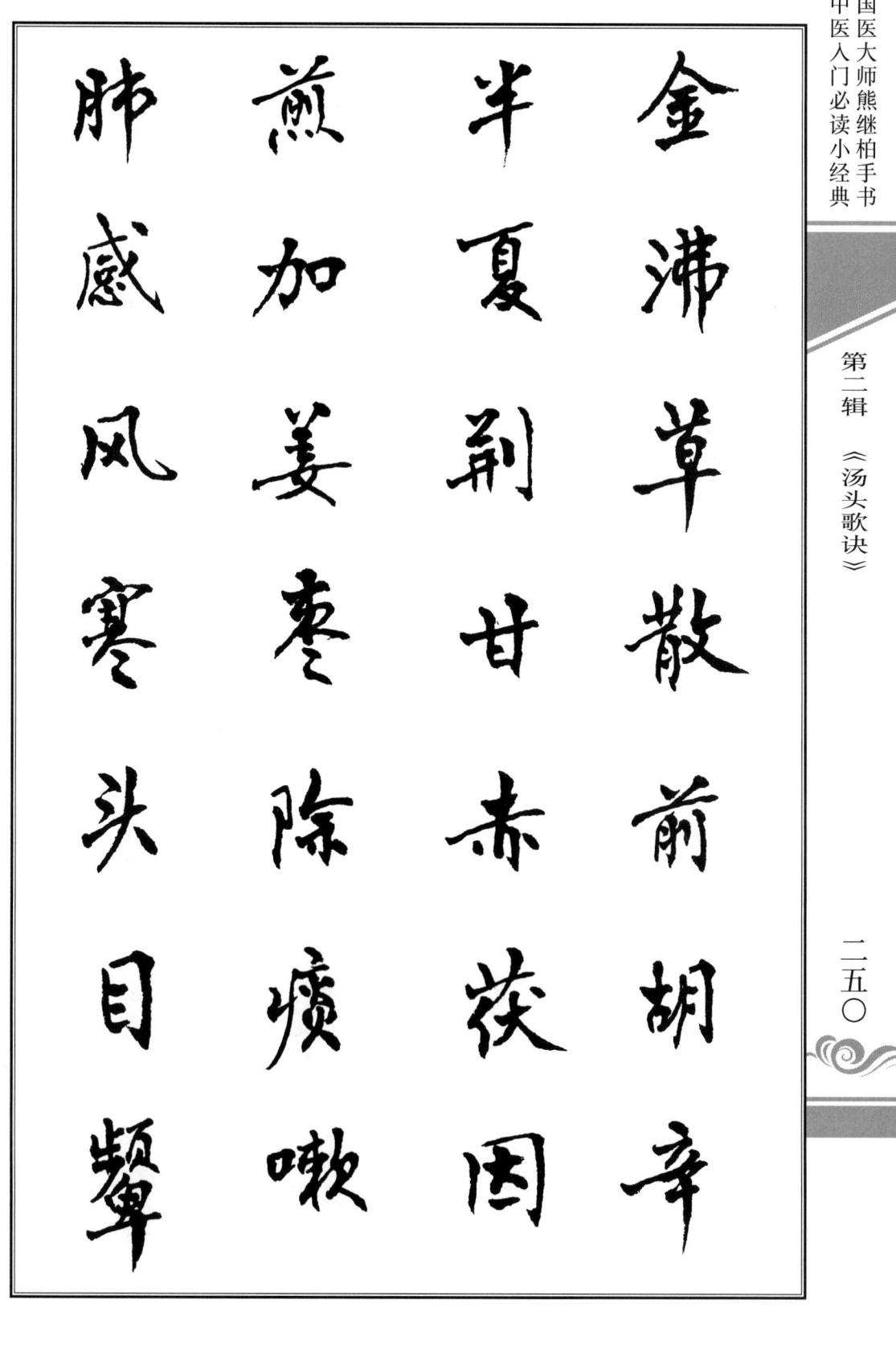

局方不用细辛茯
加入麻黄赤芍均

八 半夏白术天麻汤 「李东垣」

半夏白术天麻汤

参芪橘柏及干姜
苓泻麦芽苍术曲
太阴痰厥头痛良

九 常山饮 「和剂局方」

常山饮中知贝取
乌梅草果槟榔聚
姜枣酒水煎露之
劫痰截疟功堪诩

十 截疟七宝饮 「王贶」

截疟七宝常山果
槟榔朴草青陈伙
水酒合煎露一宵

阳经实症服之安

收涩之剂

一 金锁固精丸「医方集解」

金锁固精芡莲须

龙骨牡蛎与蒺藜
莲粉糊丸盐酒下
涩精秘气止滑遗

二　茯菟丹「和剂局方」

茯菟丹疗精滑脱
菟苓五味石莲末
酒煮山药为糊丸
亦治强中及消渴

三 治浊固本丸 「虞抟」

治浊固本莲蕊须
砂仁连柏二苓俱
益智半夏同甘草

清热利湿固兼驱

四 诃子散 「李东垣」

诃子散用治寒泻
炮姜粟壳橘红也

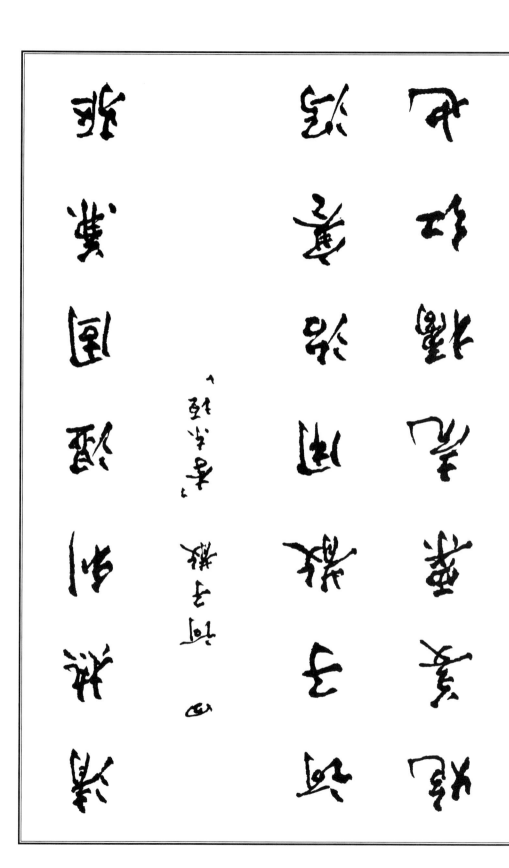

河间木香诃草连，
亦主脱肛便血者。

五 桑螵蛸散（寇宗奭）

桑螵蛸散治便数，

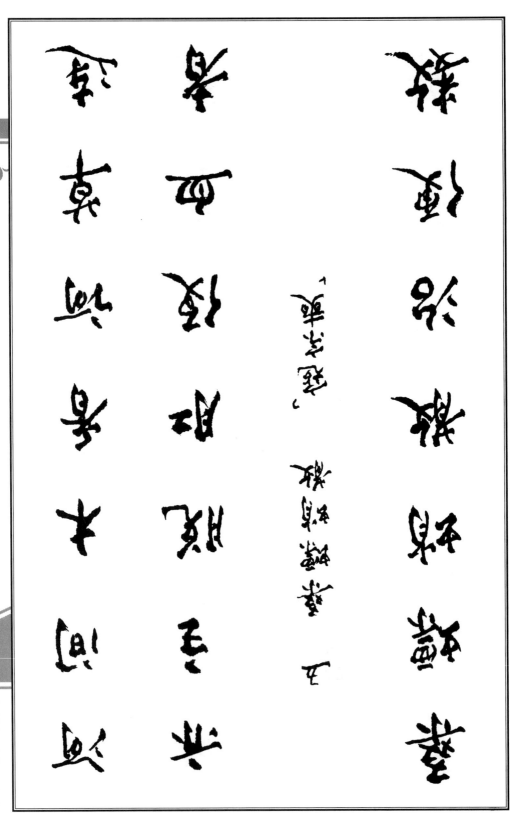

参苓龙骨同龟虎，
菖蒲远志及当归，
补肾宁心健忘觉。

六、真人养脏汤（罗谦甫）

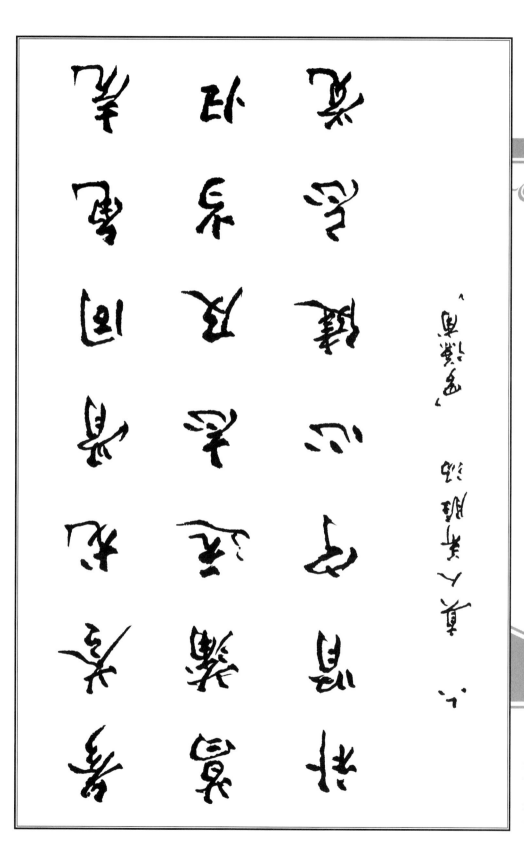

真人养脏粟壳诃
肉蔻当归桂木香
术芍参甘为涩剂
脱肛久痢早煎尝

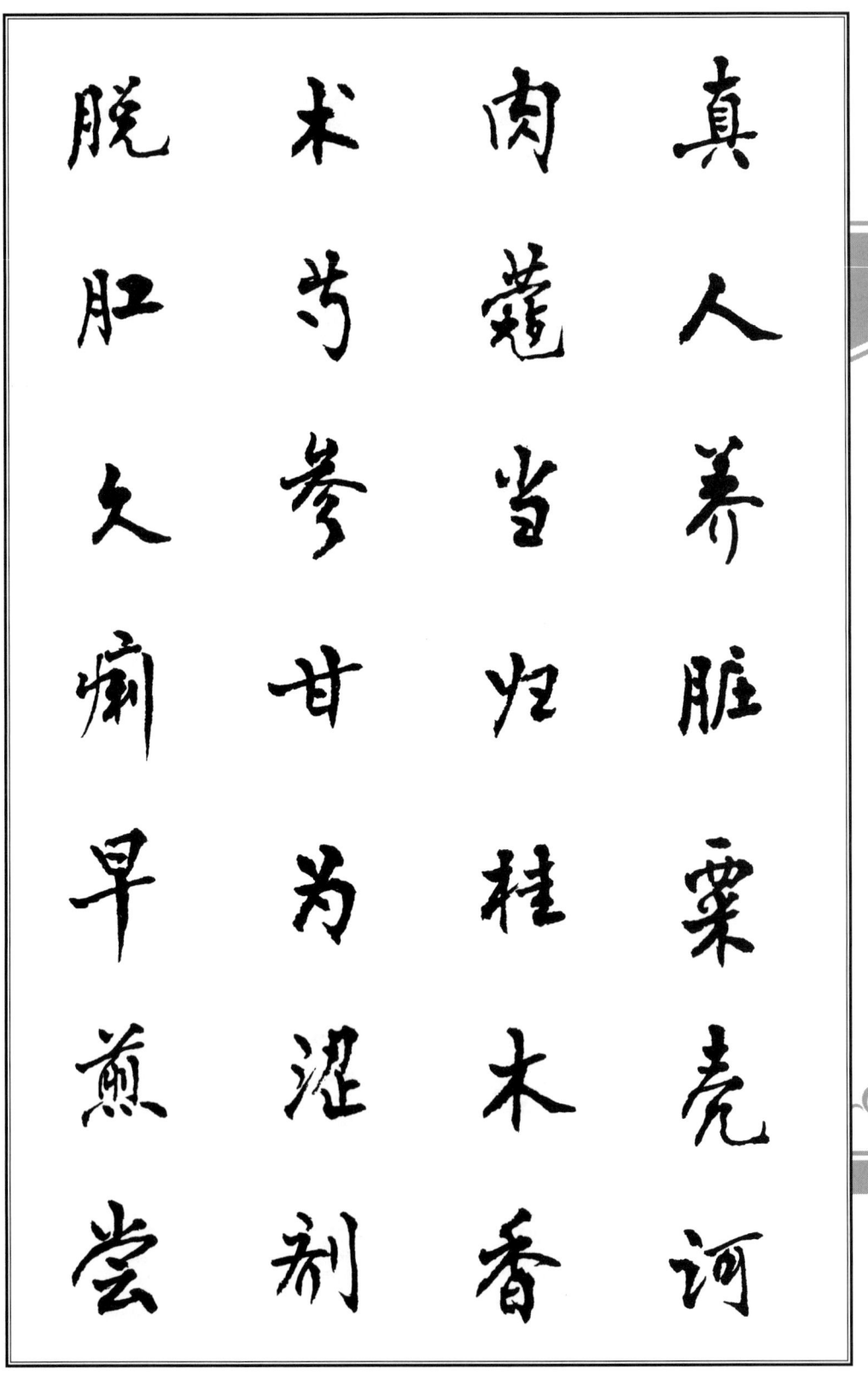

七 当归六黄汤（李东垣）

当归六黄治汗剂
芪柏芩连生熟地
泻火固表复滋阴

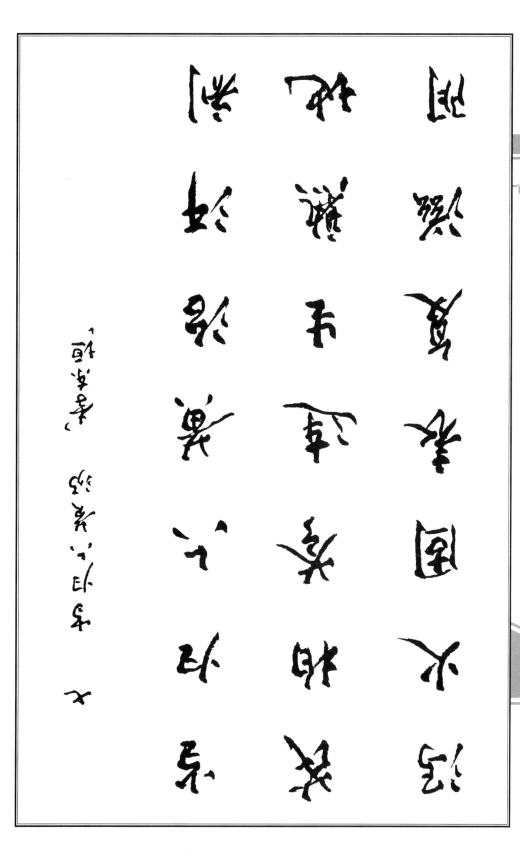

加麻黄根功更异
或云此药太苦寒
胃弱气虚在所忌

八 柏子仁丸「本事方」

柏子仁丸白术参
麦麸牡蛎麻黄根
再加半夏五味子
阴虚盗汗枣丸吞

九 牡蛎散｢和剂局方｣

阳虚自汗牡蛎散
黄芪浮麦麻黄根
扑法芎藁牡蛎粉

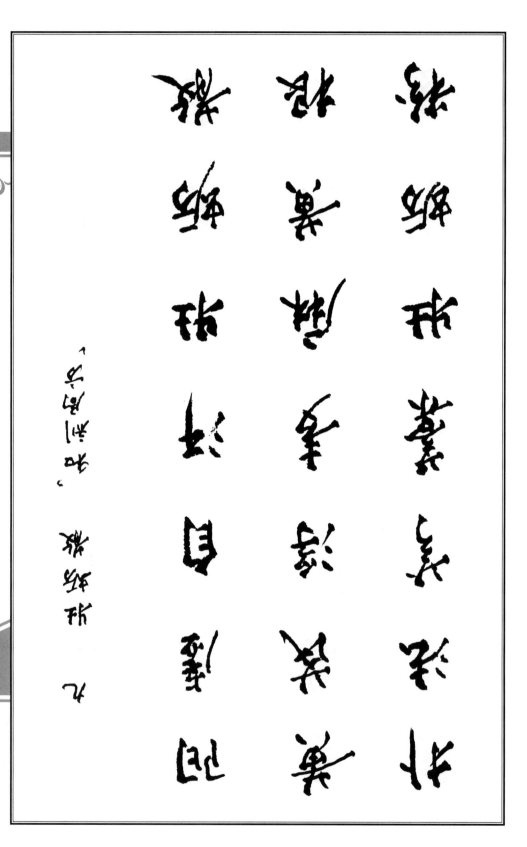

或将龙骨牡蛎扪

杀虫之剂

一 乌梅丸 「张仲景」

乌梅丸用细辛桂

人参附子椒姜继
黄连黄柏及当归
温脏安蛔寒厥剂

二 化虫丸 「医方集解」

化虫鹤虱及使君
槟榔芜荑苦楝群
白矾胡粉糊丸服
肠胃诸虫永绝氛

痈疡之剂

一 真人活命饮「陈自明」

真人活命金银花
防芷归陈草节加

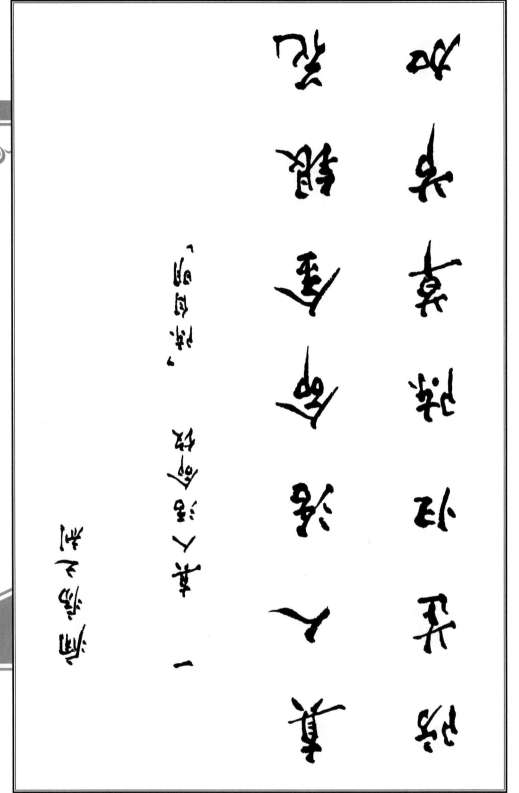

贝母天花蒌乳没
穿山角刺酒煎嘉
一切痈疽能溃散
溃后忌服用毋差

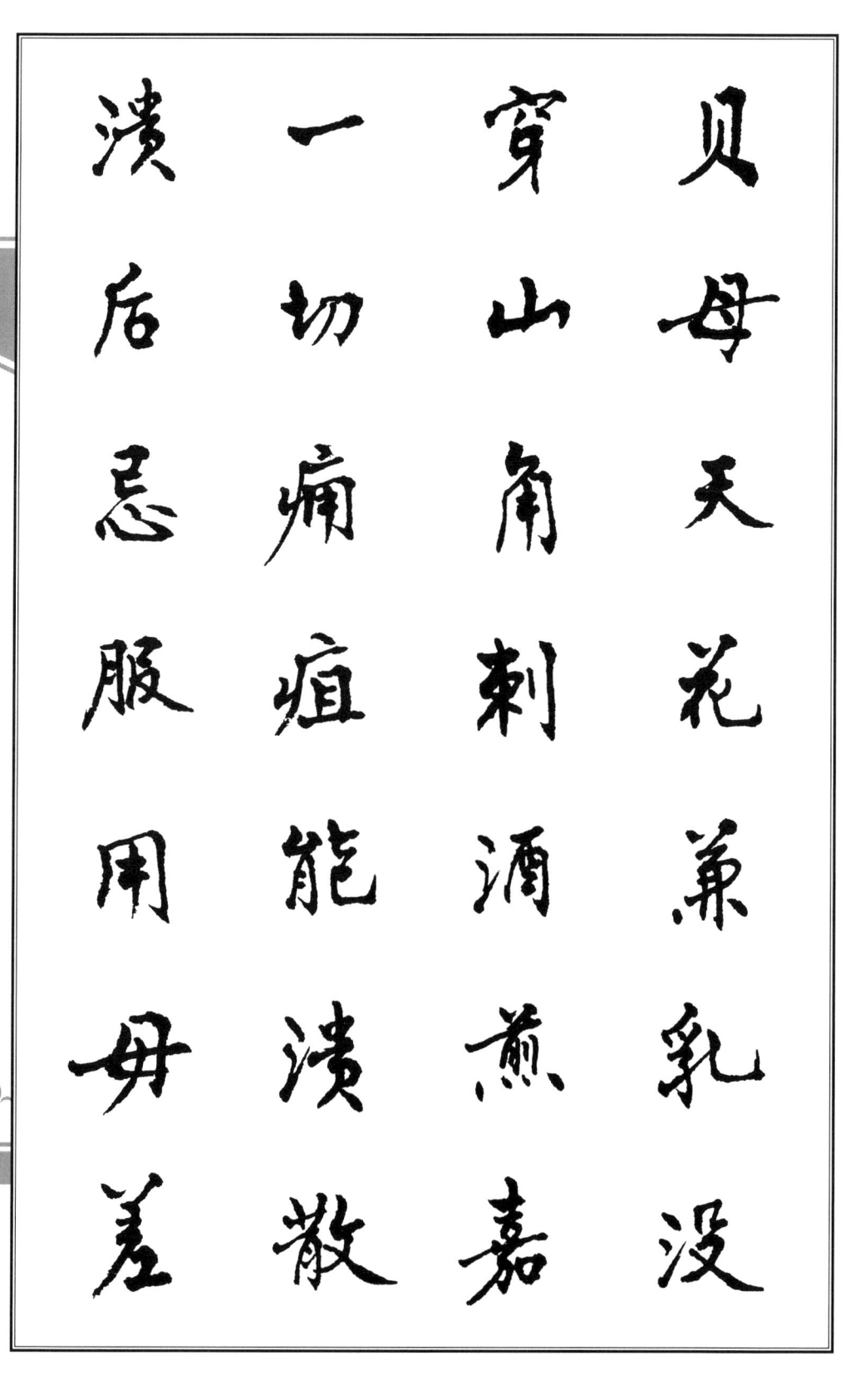

大黄便实可加使
铁器酸物勿沾牙

二 金银花酒 「卫生宝鉴」

金银花酒加甘草

奇病恶毒皆能保
护膜须用蜡矾丸
二方均是病科宝

三 托里十补散 「和剂局方」

托里十补参芪芎
归桂白芷及防风
甘桔厚朴酒调服
痈疡脉弱赖之充

四 托里温中汤（孙彦和）

托里温中姜附羌
茴木丁沉共四香
陈皮益智兼甘草

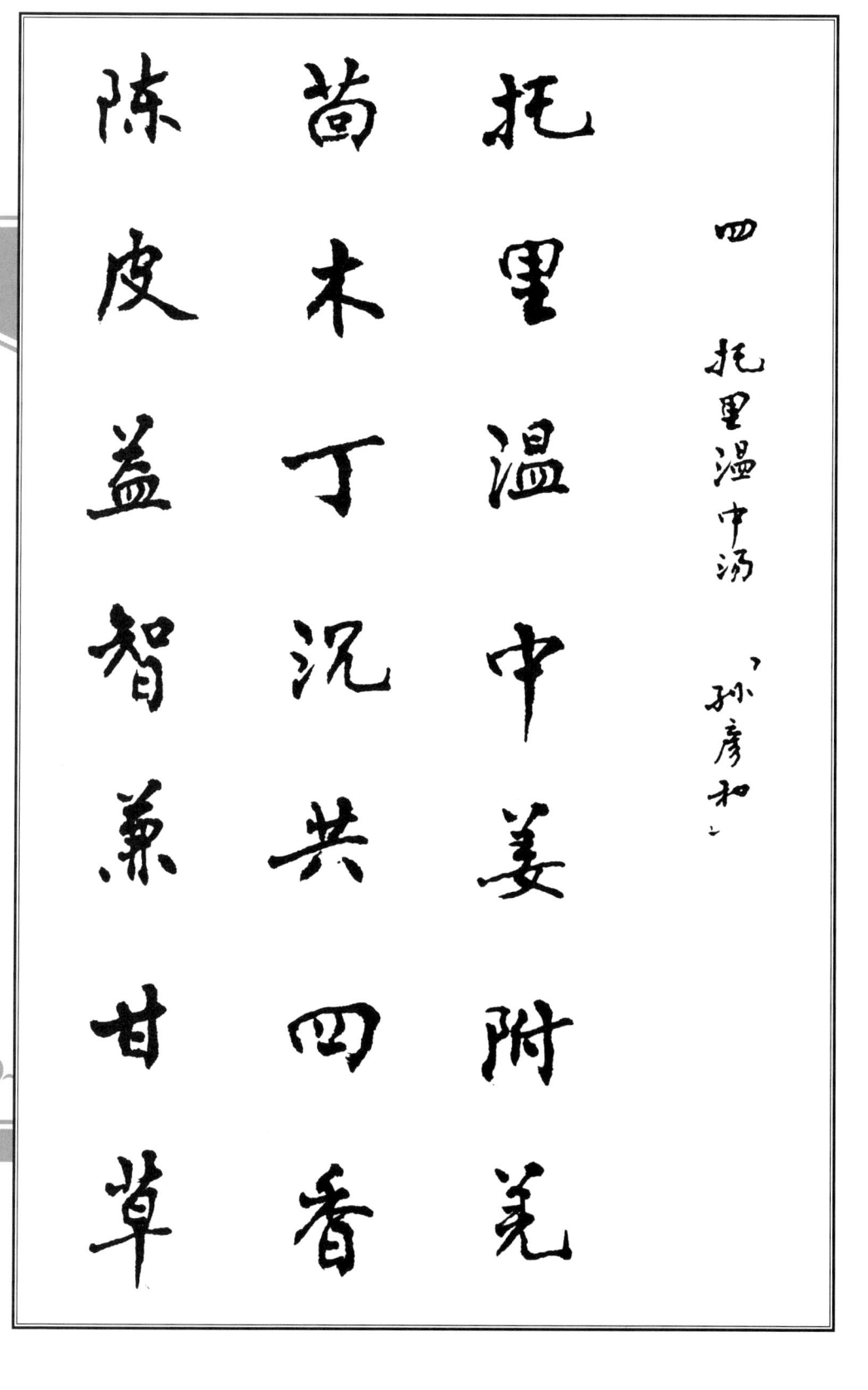

寒病内陷呕泻良

五 托里定痛汤 《疡医大全》

托里定痛回物兼

乳香没药桂心添

再加蜜炒罂粟壳
溃疡虚痛去如拈

六、散肿溃坚汤（李东垣）

散肿溃坚知柏连

花粉黄芩龙胆宣
升柴翘葛兼甘桔
归芍棱莪昆布全

经产之剂

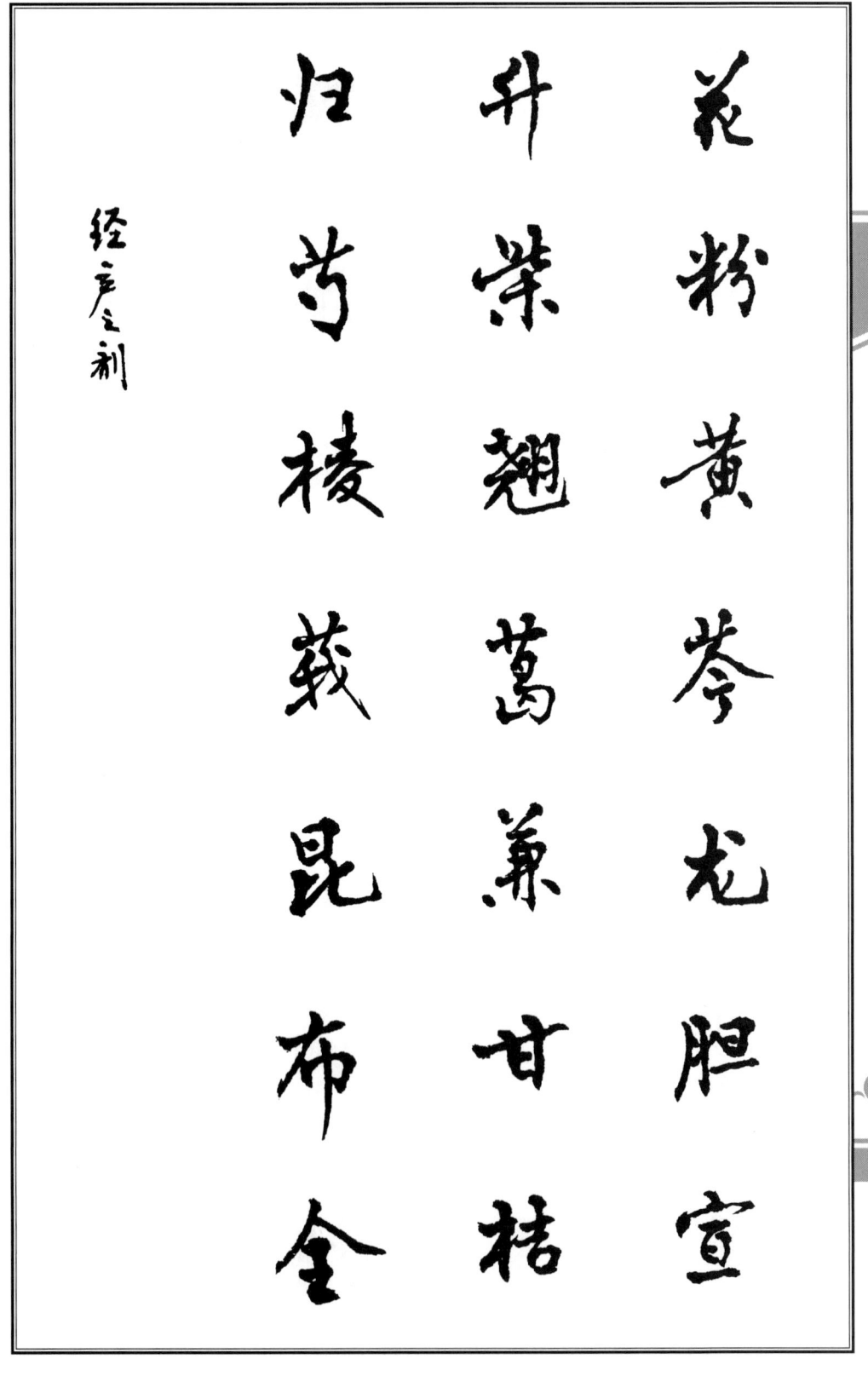

一 妊娠六合汤 「王海藏」

海藏妊娠六合汤

四物为君妙义长

伤寒表虚地骨桂

表实细辛兼麻黄
少阳柴胡黄芩入
阳明石膏知母藏
小便不利加苓泻

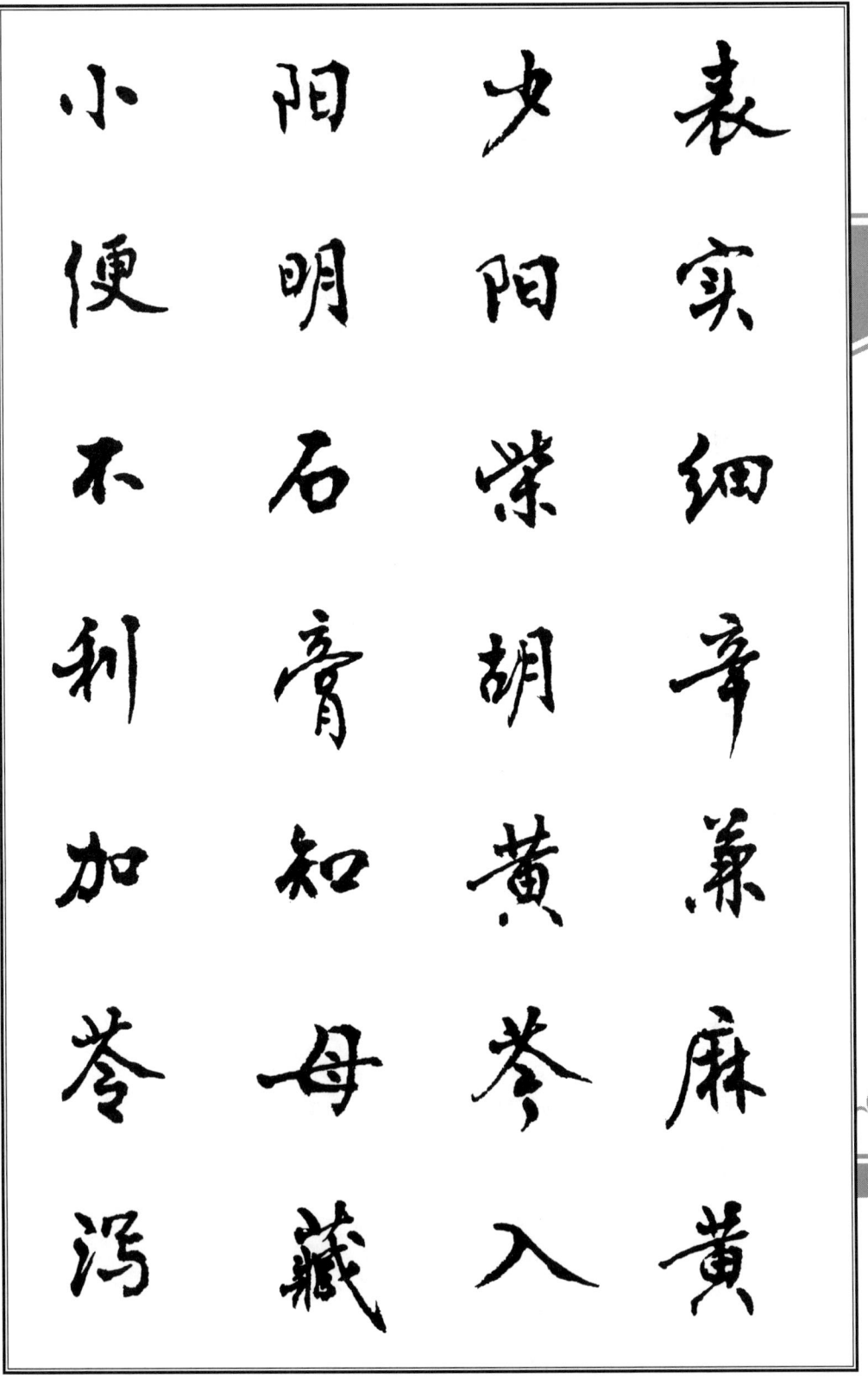

不眠黄芩栀子良
风湿防风与苍术
温毒发斑升翘长
胎动血漏名胶艾

虚痞朴实颇相当
脉沉寒厥亦桂附
便秘蓄血桃仁黄
安胎养血先为主

余因各症细参详

二 胶艾汤（张仲景）

胶艾汤中四物先
阿胶艾叶甘草全

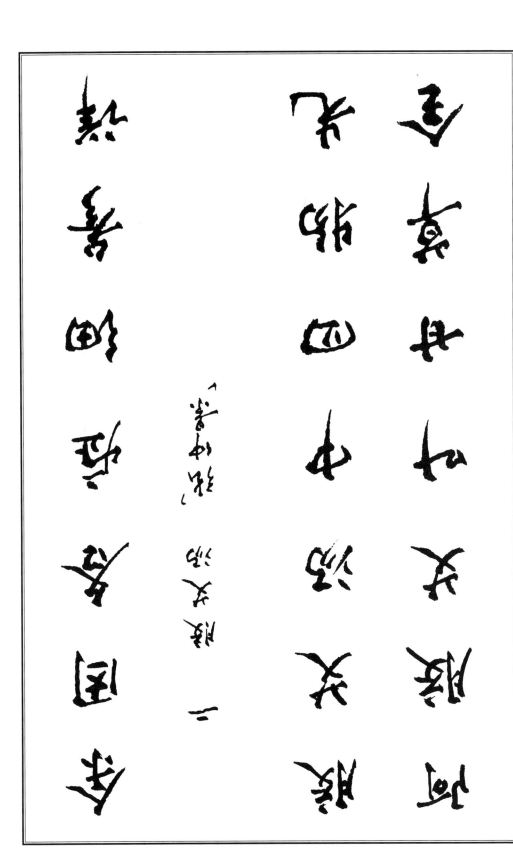

妇人良方單胶艾
胎动血漏腹痛瘥
胶艾四物加香附
方名妇宝调经专

三　当归散　「张仲景」

当归散益妇人妊，
术芍芎归及子芩，
安胎养血宜常服，

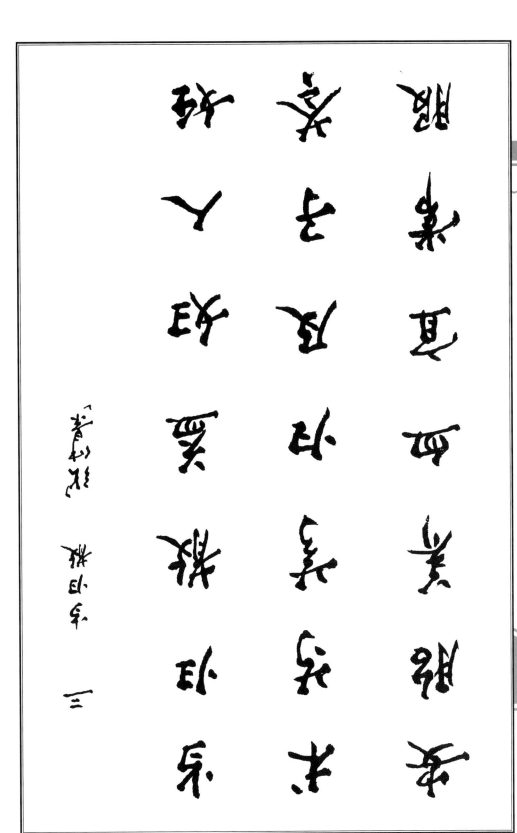

产后胎前功效深

四 黑神散「和剂局方」

黑神散中熟地黄

归芍甘草桂炮姜

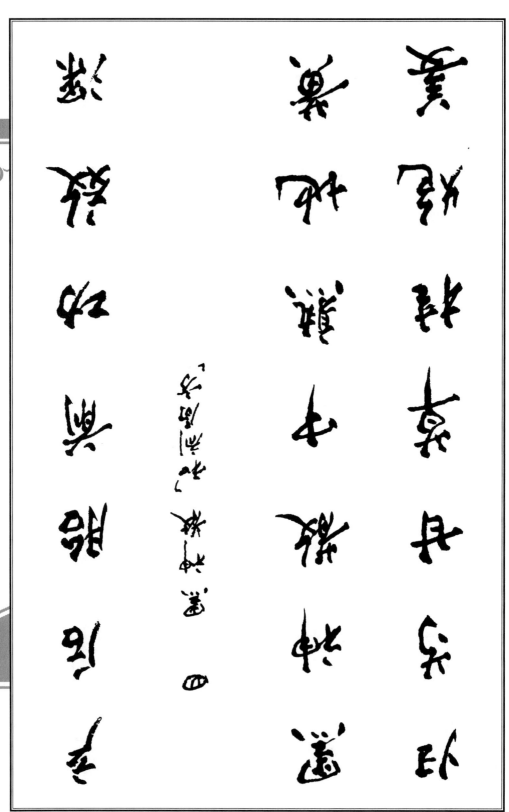

蒲黄黑豆童便酒
消瘀下胎痛逆忘

五 清魂散 「严用和」

清魂散用泽兰叶

人参甘草川芎协，荆芥理血兼祛风，产中昏厥神魂帖。

八、羚羊角散（许叔微）

羚羊角散杏苡仁
防独芎归又茯神
酸枣木香和甘草
子痫风中可回春

七 当归生姜羊肉汤（张仲景）

当归生姜羊肉汤
产后腹痛蓐劳匡
亦有加入参芪者

千金四物甘桂姜

八、达生饮（朱丹溪）

达生紫苏大腹皮

参术甘陈归芍随

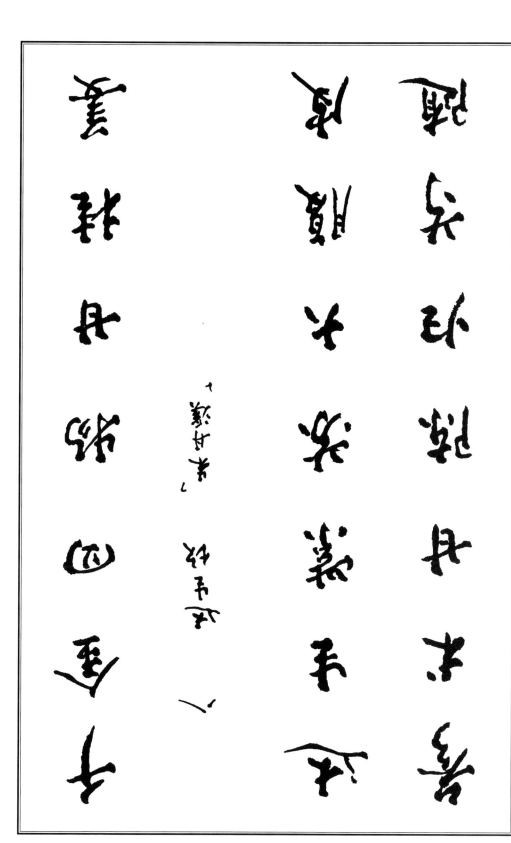

再加葱叶黄杨脑
孕妇临盆先服取
若将川芎易白术
紫苏饮子子悬宜

九、参术饮（朱丹溪）

妊娠转胞参术饮
芎芍当归熟地黄
炙草陈皮兼半夏

气升胎举自如常

十 牡丹皮散（陈自明）

牡丹皮散延胡索
归尾桂心赤芍药

牛膝棱莪酒水煎
气行瘀散血瘕削

十一 固经丸 「陈自明」

固经丸用龟板君

黄柏樗皮香附群
黄芩芍药酒丸服
漏下崩中色黑殷

十二 柏子仁丸「陈自明」

柏子仁丸熟地黄
牛膝续断泽兰芳
卷柏加之通血脉
经枯血少肾肝匡

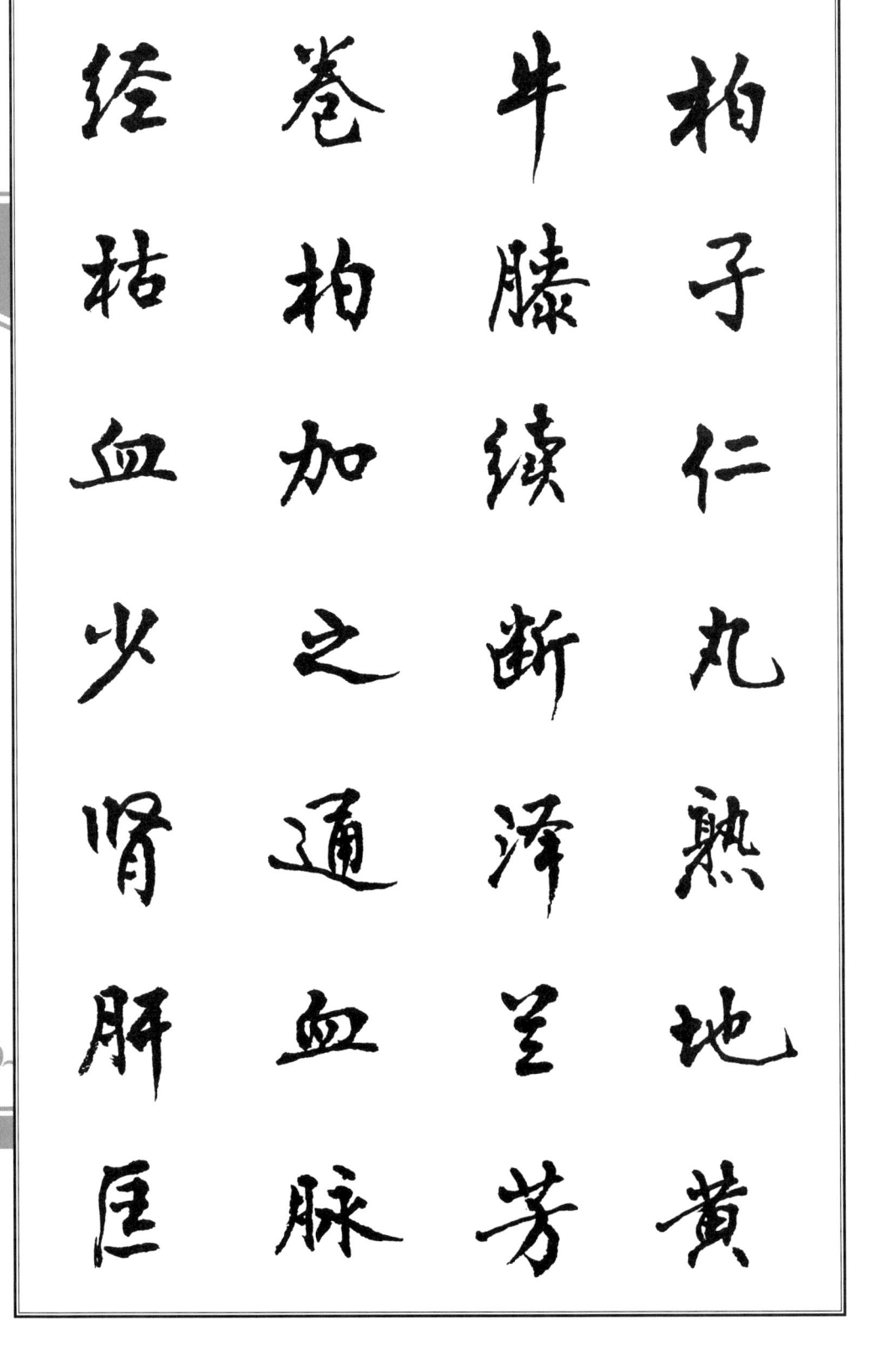

便用杂方

一 望梅丸 「汪讱庵」

望梅丸用盐梅肉
苏叶薄荷与柿霜

茶末麦冬糖共捣
旅行赍服胜琼浆

二 骨灰固齿散

骨灰固齿猪羊骨

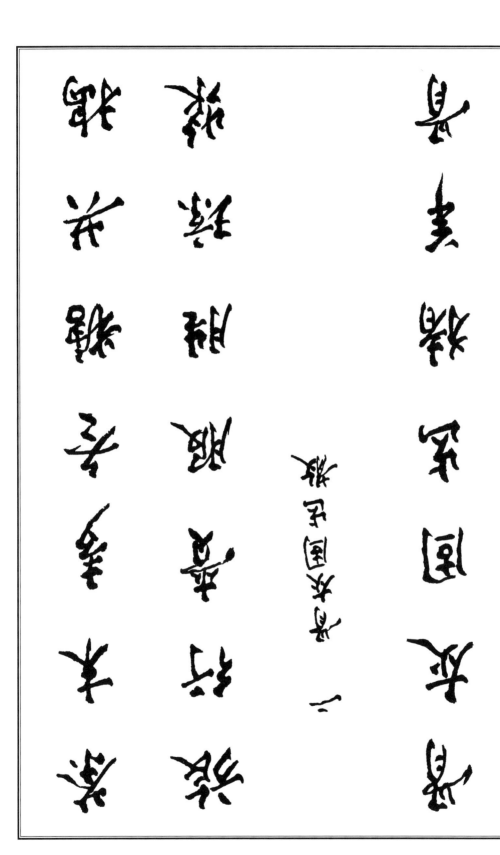

腊月腌成煅碾服
骨能补骨咸补肾
坚牙健啖老尤固

三 软脚散

软脚散中芎芷防
细辛四味碾如霜
轻撒鞋中行远道
足无箴疱汗皆香

幼科方

一 回春丹（经方）

回春丹用附雄黄
冰麝羌防蛇蝎襄

朱贝竺黄天胆共

犀黄蚕草钩藤良

二 抱龙丸 （罗谦甫）

抱龙星麝竺雄黄

加入辰砂痰热尝
琥珀抱龙星草枳
苓淮参竺箭朱香
牛黄抱龙星辰蝎

苓竺腰黄珀麝僵
明眼三方凭选择
急惊风发保平康

三 肥儿丸 「医宗金鉴」

肥儿丸用术参甘
麦曲荟苓楂二连
更合使君研细末
为丸儿服自安然

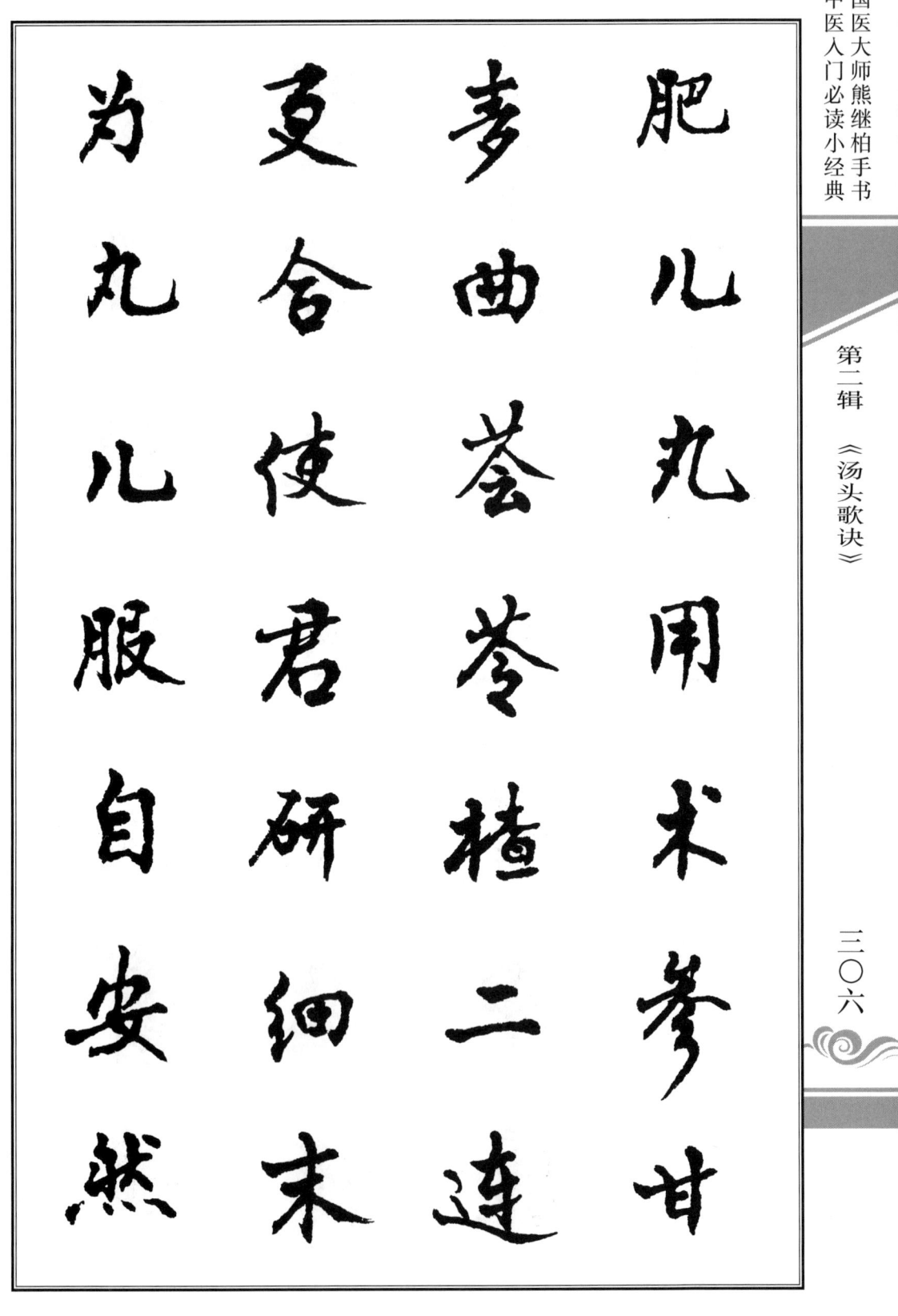

验方别用内金朴
苓术青陈豆蔻联
槟曲蟾虫连楂合
砂仁加入积消痊

四 八珍糕

八珍糕与小儿宜
参术苓陈豆薏依
淮药芡莲糯粳米

健脾益胃又何疑

五 保赤丹

保赤丹中巴豆霜

朱砂神曲胆星尝

小儿急惊风发
每服三丸自无妨

图书在版编目（CIP）数据

国医大师熊继柏手书中医入门必读小经典. 第二辑.《汤头歌诀》/（清）汪昂著. —长沙：湖南科学技术出版社，2020.10（2021.5重印）
ISBN 978-7-5710-0781-2

Ⅰ. ①国… Ⅱ. ①汪… Ⅲ. ①中国医药学－古籍－汇编②方歌－汇编 Ⅳ. ①R2-52

中国版本图书馆CIP数据核字(2020)第185296号

GUOYI DASHI XIONGJIBAI SHOUSHU ZHONGYI RUMEN BIDU XIAO JINGDIAN
DI ER JI 《TANGTOU GEJUE》
国医大师熊继柏手书中医入门必读小经典
第二辑 《汤头歌诀》

著　　者：（清）汪 昂
责任编辑：邹海心
出版发行：湖南科学技术出版社
社　　址：长沙市湘雅路276号
　　　　　http://www.hnstp.com
印　　刷：长沙超峰印刷有限公司
　　　　　（印装质量问题请直接与本厂联系）
厂　　址：宁乡市金州新区泉州北路100号
邮　　编：410600
版　　次：2020年10月第1版
印　　次：2021年5月第2次印刷
开　　本：710mm×1000mm 1/16
印　　张：20
字　　数：22千字
书　　号：ISBN 978-7-5710-0781-2
定　　价：55.00元